POR FIN VAS A PONERTE EN FORMA

AMAYA MÉNDEZ

POR FIN VAS A PONERTE EN FORMA

El papel utilizado para la impresión de este libro
es cien por cien libre de cloro
y está calificado como papel ecológico.

Primera edición: junio 2015
Segunda edición: junio 2015

Diseño de la cubierta: Departamento de Arte y Diseño, Área Editorial Grupo Planeta
Fotografía de la cubierta: © Nines Mínguez

Temas de Hoy es un sello editorial de Editorial Planeta, S. A.
Avda. Diagonal, 662-664 08034 Barcelona
www.temasdehoy.es
www.planetadelibros.com
ISBN: 978-84-9998-503-9
Depósito legal: B. 12.810-2015
Preimpresión: Safekat, S. L.
Impresión: Huertas, S. A.

Printed in Spain - Impreso en España

Quiero decir GRACIAS *a todas las personas que a diario*
confían en mí y en mi MOVIMIENTO ENFORMA.ES,
a seguidores, clientes y a mi pequeña familia,
en especial a mi hermana Rebeca.

ÍNDICE

Dicen que no puedes irte de esta vida sin haber hecho tres cosas: plantar un árbol, tener un hijo y escribir un libro. Pues bien, yo he empezado por lo último, y aquí estoy.

Cuando me ofrecieron escribir el libro mi cerebro no me dio la oportunidad de pensar, y dije:

—¡Sí, claro! Encantada.

Sabía que era mi momento para poder plasmar lo que a diario promuevo entre mis clientes y los miles de seguidores de mis redes, los hábitos de vida saludables para estar ENFORMA y conseguir, a la vez, objetivos personales.

Introducción
El momento del cambio, ahora

Hay un día, una hora, un segundo, donde se toma la decisión del cambio. Ese instante se llama para todos igual: ahora. Aun con el mismo nombre, cada uno le damos un significado diferente. Para unos, es el momento en el que van a comprarse ropa y han aumentado de talla; para otros, es justo después de una ruptura sentimental, la pérdida del trabajo, una analítica poco favorable o tras un parto… En cualquier caso, se suele asociar a estados de debilidad o baja autoestima.

Aunque parezca contradictorio, yo diría que es el momento en el que tienes la fuerza para afrontar el cambio. Igual que el pájaro abre sus alas cuando se rompe la rama en la que reposa, las personas sacamos todo nuestro potencial en épocas de crisis. Es entonces cuando descubrimos un mundo lleno de oportunidades. Así que tengo que darte una buena noticia: ¡Estás en tu mejor momento! Ha llegado la hora de ponerse ENFORMA y yo te mostraré el camino para alcanzar la mejor versión de ti.

La preocupación por la estética, por verse bien, sentirse guapo y atractivo puede parecer algo meramente superficial, pero va más allá. Nos ayuda a sentirnos seguros de nosotros mismos, llenos de energía y más sanos. Esto mejora tus relaciones sociales y potencia tus habilidades en el trabajo. Entrarás en un bucle positivo que hará que nada te pare.

Tenemos mucha suerte, porque hoy día lo saludable es tendencia. Las cadenas de televisión emiten *realities* en *prime time* dedicados a la cocina, revistas de crónica social abren su sección ENFORMA. Hasta las grandes empresas de moda crean su propia línea de ropa deportiva.

En el mundillo de las redes sociales es fácil ver a las *celebrities* mostrando su día a día haciendo actividad física y lo bien que comen. Perfiles fitness y bloggers dedicados a la vida saludable aumentan exponencialmente sus seguidores. Te habrás dado cuenta de que cada vez hay más gimnasios en tu ciudad. Seguro que en algún momento has pensado: «Ya no saben qué inventar». Zumba, *crossfit,* TRX... Una amplia variedad de actividades para que todo el mundo encuentre la que le gusta y le motiva. Hasta las multinacionales *fast food* quieren sumarse al boom de lo sano.

Conclusión: lo saludable está de moda.

Nuestros padres vivirán más años que nuestros abuelos, y seguramente nosotros viviremos más años que nuestros padres, pero no nos conformamos con eso. Queremos vivirlos sintiéndonos enérgicos y atractivos. Sé que tu objetivo es estar ENFORMA, y lo vas a conseguir. Pero no solo para el próximo verano, sino para toda tu vida. Lo sano, una moda que no pasa de moda.

MARCA TU OBJETIVO

En la búsqueda del objetivo hay que tener en cuenta que todos somos diferentes, de manera que cada uno tendrá el suyo. Mientras el objetivo sea saludable, es respetable. Esto lo digo porque es habitual que surjan comentarios que juzguen tu meta; no dejes que esto te afecte y te haga dudar.

Una buena formar de mantener la motivación y la ilusión durante el camino es marcarte microobjetivos. Por ejemplo, alguien cuyo objetivo final es correr una maratón, deberá tener como objetivo específico terminar una carrera de 5 kilómetros, otra de 10, una media maratón hasta enfrentarse a los 42 kilómetros. Para alcanzar el éxito, el objetivo tiene que ser concreto, medible, retador y alcanzable.

— Concreto. Debes tener claro adónde quieres llegar.
— Medible. Existirán valores cuantitativos que reflejen tu progreso.
— Retador. Será emocionante, tiene que llevarte al límite para hacerte salir de tu zona de confort y así crecer.
— Alcanzable. Debe ser factible; en caso contrario te llevará a la frustración y a un posible abandono.

Hay ciertos factores que hay que tener en cuenta a la hora de marcar tu objetivo: el tiempo, los recursos y el punto de partida.

Las obligaciones del día a día, los hijos, el trabajo, los estudios... hacen que a veces parezca imposible sacar tiempo para uno mismo. Pero recuerda que el día tiene 24 horas y que con una buena planificación conseguirás tener ese tiempo —que por otra parte te corresponde, porque solo se vive una vez—. No todo es disponer de 1 hora para ir al gimnasio. Tomando las decisiones adecuadas te estarás acercando a tu propósito y no te llevará ni un minuto. Por ejemplo, a la hora de pedir en un restaurante.

Saber con qué medios materiales cuentas—gimnasio, bicicleta en casa...— es básico para hacer una correcta planificación. También entendemos por recursos tus propias habilidades y conocimientos. Estos recursos te acompañan siempre, solo tienes que hacerte las preguntas correctas. Además, te puedes apoyar en recursos externos como este libro.

Conocer el punto de partida es vital para que la meta sea alcanzable. Más tarde te explicaré cómo analizar el estado real en el que te encuentras.

En el medio encontrarás la virtud. Ni es blanco ni es negro, es el arcoíris. No es la derecha ni la izquierda, es dar un paso al frente. Buscamos el equilibrio. Por eso, si hablamos de alimentación, no vas a lograr un cuerpo 10 dejando de cenar o eliminando el pan de tu dieta. Debes tener siempre presente que una buena proporción sin restricción de alimentos, combinada con la actividad física regular, te llevará a alcanzar tu objetivo.

Lo primero: conocerte

Tu reflejo en el espejo

Hay quien se escuda en la genética para justificar su bajo estado de forma; y sí, este es un factor que hay que tener en cuenta, pero para nada determinante. Sabemos que «la materia ni se crea ni se destruye, se transforma». La genética incide en la forma de transformar esa energía. En base a esto, se ha hecho una clasificación analizando la forma que tiene el cuerpo de sintetizar el músculo y acumular la grasa, llamados biotipos.

El primer paso para conocer tu cuerpo será ponerte frente al espejo en ropa interior. Es un ejercicio muy importante que deberíamos hacer a menudo para aprender a conocernos y a querernos.

Visualiza tu «yo actual», fíjate bien en tus formas y sé realista con tu silueta. Te invito a hacerte varias fotografías de frente, de perfil y de espaldas. Te ayudará a poder seguir tu evolución. Sobre estas fotografías, dibuja la forma que enmarca los hombros con tus caderas; esto es uno de los parámetros que define a qué biotipo perteneces: rectángulo, triángulo invertido o en uve, u óvalo.

Ahora analiza dónde acumula tu cuerpo la grasa. ¿En el abdomen? ¿O dirías que lo hace en caderas y piernas? Esas serán las zonas a las que debes prestar más atención. ¿Te resulta fácil ganar masa muscular? O por el contrario, ¿te las ves y te las deseas? Nadie mejor que tú conoce tu cuerpo, sus puntos fuertes y sus debilidades.

¿CUÁL ES MI BIOTIPO?

Te lo pongo muy fácil. Con la información que has sacado del ejercicio anterior haz el siguiente autotest. Solo tienes que elegir la opción que te defina, sumar los puntos y cuando tengas el resultado podrás comprobar a qué biotipo perteneces. Selecciona la opción real, no la que te gustaría tener. Solo así podrás tener claro el camino que has de tomar para poder cumplir tus objetivos.

1. Mi cuerpo... ¿tiende a acumular grasa?
   a. No
   b. De manera regular
   c. Sí, en exceso
2. ¿Cómo es mi estructura ósea?
   a. Delgada y fina
   b. Mediana, proporcionada
   c. Ancha y robusta
3. Mi metabolismo es:
   a. Rápido
   b. Moderado
   c. Lento

4. Mi peso cada semana:
   a. Disminuye fácilmente
   b. Se mantiene
   c. Aumenta con facilidad

5. Mi estructura ósea tiene forma de:
   a. Rectángulo
   b. Triángulo invertido (V)
   c. Óvalo

6. Cuando como, ¿quedo satisfecho con una porción?
   a. Me sobra
   b. Sí
   c. No. Suelo repetir una segunda vez

7. Mi distribución de grasa es:
   a. Nula, apenas tengo grasa
   b. Proporcionada y repartida homogéneamente
   c. Excesiva, además se acumula en zonas localizadas

Ahora que ya has contestado a estas 7 cuestiones, pon valor a cada letra. a = 6 puntos; b = 2 puntos; c = 1 punto. Suma y tendrás tu biotipo más aproximado.

De 6 a 12 puntos	endomorfo
De 13 a 18 puntos	endo-mesomorfo
De 19 a 25 puntos	mesomorfo
De 26 a 32 puntos	ecto-mesoformo
De 33 a 40 puntos	ectomorfo

Ectomorfo

Cuerpo esbelto. Suelen ser personas altas y delgadas con largas extremidades, estructura ósea estrecha y fina. Este tipo de personas no tienen tendencia a coger kilos ni a almacenar grasas. Por el contrario, no les es fácil ganar masa muscular. Si has encontrado a Wally alguna vez, sabes de qué te hablo.

Mesoformo

Cuerpo atlético, vigoroso y proporcionado. Formas armónicas con un tono muscular bueno y un porcentaje de grasa muy equilibrado. Es el tipo de cuerpo que a la mayor parte de las personas les gustaría tener, un cuerpo agradecido, se podría decir. De manera natural, la forma del cuerpo está inscrita en un triángulo invertido o lo que es lo mismo en forma de V; hombros más anchos y cintura más estrecha. Si tú eres de este tipo sabrás que tienes la ventaja de ganar masa muscular y no ganar grasa fácilmente. Pocas o ninguna desventaja puedes tener, ya que es tan sencillo ganar como perder grasa... Este biotipo suele ser entendido como «Tiene buena genética».

Endomorfo

Cuerpo robusto y corpulento. Su estructura ósea suele ser grande y fuerte, con hombros y caderas muy anchos, de grandes proporciones. Es un cuerpo que tiende a ganar masa muscular con gran facilidad y también tiene facilidad para almacenar grasa. La forma que toma la relación hombros-cadera es ovalada. Este biotipo suele ser entendido como «Todo lo que como me engorda» o «Hasta respirar me suma kilos».

Según William Sheldon solo hay 3 categorías. Si el resultado del test ha sido endomesomorfo o ecto- mesoformo es porque no encajas al 100 % en ninguno de ellos, ya que compartes características de dos.

LA GENÉTICA TE MARCA, PERO NO TE DEFINE

Si tienes tendencia a coger peso o te cuesta ganar masa muscular, no te preocupes. Tengamos el biotipo que tengamos, todos podemos llegar a estar equilibrados, solamente hay que trabajar los puntos débiles.

Siempre ocurre lo mismo; parece que nacemos en un cuerpo equivocado porque tendemos a querer cambiarlo, vamos, que somos inconformistas por naturaleza. Es como las que tienen el pelo supermegaliso y lo quieren tener rizado y con volumen. O las que tienen una melena leonina y creen que las japonesas tienen mucha suerte porque no se les encrespa cuando caen cuatro gotas.

A lo que voy, tenemos que aceptarnos e intentar sacar el mayor partido a nuestro cuerpo. Si somos bajitas, está claro que no destacaremos por unas piernas largas, pero sí podemos tener unas piernas estilizadas y definidas, proporcionadas con nuestro cuerpo que den un aspecto general esbelto.

Seguro que te preguntarás hasta qué punto puedes alterar tu genética. Te voy a poner un ejemplo muy cercano: mi hermana y yo. Compartimos la misma genética, pero tenemos un físico muy diferente. Nuestro estilo de vida ha sido y es distinto; mientras yo he sido una persona dedicada al deporte (atletismo) desde los ocho años y que nunca he abandonado el mundo de la actividad, ella ha sido una persona menos activa. ¿Si hubiésemos llevado los mismos hábitos compartiríamos el mismo físico? Probablemente sí, o al menos nos pareceríamos bastante más.

Te voy a hablar del metabolismo. Se define como el proceso de transformar los alimentos que consumes —tanto la comida como la bebida— en energía (kcal). La kilocaloría —conocida comúnmente como caloría— es el valor energético de los alimentos. El metabolismo está condicionado por la edad, el sexo, la altura, el peso y la composición, pero lo podemos entrenar para mejorarlo.

Otro dato que tienes que conocer es la cantidad de calorías que consume tu cuerpo en estado de reposo, es decir, tu metabolismo basal. El cuerpo necesita energía para poder realizar funciones vitales como respirar, bombear la sangre, controlar la temperatura corporal, hacer las digestiones… De esta forma sabrás si tienes un metabolismo rápido, moderado o lento.

El gasto metabólico basal es el factor que más energía consume, el 60-70 % del total.

Existen varias fórmulas para calcular las calorías que consume tu cuerpo en estado de reposo (GMB), pero son orientativas, puesto que hay factores que no tienen en cuenta. Te recomiendo que te hagas un estudio de bioimpedancia que te ayudará a conocer este dato. Más adelante veremos las que consume tu cuerpo en función de su nivel de actividad.

La caída del pelo y las arrugas son consecuencias del paso del tiempo; la desaceleración del metabolismo también lo es. Con el paso de los años, el cuerpo tiende a perder masa muscular y, por lo tanto, consumirá menos calorías en estado de reposo.

La composición de tu cuerpo, es decir, el porcentaje de masa muscular que tengas está directamente relacionado con la velocidad de tu metabolismo. Los músculos para desarrollar su función necesitan consumir energía, mientras que la grasa no. A mayor porcentaje de músculo, mayor será el consumo calórico. ¿Sabes que el metabolismo se puede entrenar? Pues sí, teniendo en cuenta esta guía podrás conseguir mantener el metabolismo activo.

El secreto está en la masa y en la mesa.

GUÍA PARA MANTENER EN *ON* TU METABOLISMO

Dietas

Evita dietas relámpago con deficiencias de alimentos y muy baja aportación calórica. Esto ralentiza tu metabolismo. El cuerpo entra en un estado de «intoxicación», lo que hace que salten las alarmas y por poco que comas apenas pierdas peso.

Entrenamiento

Trabaja el músculo, incluye ejercicios de tonificación en tu rutina. Te ayudará a conservar la masa muscular y tu estructura ósea.

ROMPE EL MITO

Si lo que buscas es «adelgazar», el trabajo cardiovascular es tan importante como el de tonificación. Repite conmigo: «No tengo miedo a las pesas».

Rutinas HIIT. Es un tipo de entrenamiento cardiovascular en el que se trabaja a diferentes frecuencias; el objetivo es generar en el cuerpo calor residual. Un buen trabajo HIIT puede llevarte a aumentar el gasto calórico durante varias horas. Requiere de cierta condición física, así que ya te explicaré en qué momento debes incluirlos. También veremos ejemplos.

Comida e hidratación

¡¡Despierta!! Un vaso de agua fría, además de mantenerte hidratado, obligará a tu cuerpo a equilibrar su temperatura corporal. Por el mismo motivo, si además de beberla te das una ducha con agua fresquita, activarás tu metabolismo.

Snack saludables. No estoy hablando de picotear cualquier cosa entre horas. Hacer tres comidas principales más otras dos livianas es muy beneficioso. Llegarás con menos hambre a la siguiente ingesta y mantendrás el equilibrio en tus porciones. Además, el proceso de digestión conlleva un gasto de energía.

Bebidas activadoras. Se ha comprobado que tomar café o té produce la estimulación del sistema nervioso central. El cuerpo libera adrenalina, lo que hace que el corazón vaya más rápido.

ROMPE EL MITO
Para adelgazar hay que comer.

Polvos mágicos. No, no es lo que estás pensando, aunque esa actividad también ayuda a activar el metabolismo y a quemar calorías. Me estoy refiriendo al jengibre, la canela y la pimienta negra. Todos ellos son considerados quemadores naturales de grasa y también actúan como saciantes. No es cuestión de abusar de ellos, solo tenlo en cuenta a la hora de condimentar tus platos.

SEGUIMOS CONOCIÉNDONOS

ENTRE TU TALLA Y TU PESO

El parámetro utilizado para medir trastornos del peso corporal es el índice de masa corporal (IMC). Nos da información sobre la composición que tiene tu cuerpo teniendo en cuenta el peso y la talla. Fíjate en la fórmula y en el ejemplo para calcular tu IMC:

$$\text{IMC} = \frac{\text{Masa (kg)}}{\text{Estatura}^2\text{ (m)}} \qquad \text{Ejemplo } \frac{57}{1{,}60^2} = 22{,}26$$

La Organización Mundial de la Salud (OMS) hace la siguiente clasificación según el índice de masa corporal:

Valoración	IMC
Delgadez severa	< 18,50
Delgadez moderada	Entre 16 / 16,99
Delgadez leve	Entre 17 / 18,99
Normal	Entre 18,5 / 24,99
Sobrepeso	Entre 25 / 29,99
Obesidad	Entre 30 / 39,99
Obesidad mórbida	> 40

Esta fórmula en la práctica es inexacta, ya que no tiene en cuenta el metabolismo, la composición, el entrenamiento, el sexo o la edad. Se ha diseñado pensando en personas cuya composición está en el rango de normopeso. Es un dato más para conocer tu estado de salud, pero tiene sus limitaciones. Utilizando esta relación, un atleta o persona muy musculada podría dar sobrepeso. Para conocer con precisión cuál es tu estado, es recomendable hacer un estudio de bioimpedancia. Es una forma económica, rápida y no invasiva de tener datos exactos. Además de accesible, ya que lo puedes hacer en cualquier farmacia.

Ha llegado el momento de tomar medidas

A estas alturas, seguro que ya imaginas que las típicas frases «Quiero adelgazar», «Me sobran unos kilitos» no son correctas. Estar EnForma no es estar delgado, va más a allá de lo que marque la báscula. Efectivamente, el peso es un factor que hay que tener en cuenta, pero hay muchos más.

¿Ocupa lo mismo un kilo de plumas que un kilo de plomo? Es evidente que el peso es igual, pero el volumen no; lo mismo ocurre con la grasa y la masa muscular. Esta última tiene un volumen cuatro veces inferior a la grasa. De manera que lo que estamos buscando es una buena composición.

Para «adelgazar» solamente tiene que haber un déficit de calorías, es decir, gastar más energía de las que consumimos. Hay quien opta por dietas restrictivas, que ofrecen una bajada de peso rápida, pero en cuanto se vuelve a una rutina normal producen un efecto rebote que te hace ganar los kilos perdidos y alguno más.

Hemos oído muchas veces que el cuerpo es muy sabio y, efectivamente, lo es. Cuando nuestro organismo escasea de nutrientes y de alimentos, lo que hace es emplear la masa muscular como energía y reserva la grasa, ya que interpreta que en un futuro puede haber carencias de nutrientes. Como consecuencia, el metabolismo se ralentiza y tiende a captar grasa como reserva.

La pérdida de peso debe ser progresiva. La piel es elástica y como tal necesita tiempo para adaptarse a los cambios. Las temidas estrías y la flacidez de la piel son el resultado de una incorrecta bajada de peso, sin un buen trabajo muscular.

El control del peso debe hacerse semanalmente en ayunas y, si es posible, el mismo día de la semana. Nunca debernos pesarnos a diario y mucho menos a lo largo del día, ya que puede haber variaciones diarias importantes. El control exhaustivo puede llegar a desmotivarnos.

En tu cuerpo van a ocurrir dos cosas: por un lado, perderás grasa y, por otro, ganarás masa muscular. Lo tienes que tener en cuenta, ya que es posible que llegue un día que te subas a la báscula y… ¡¡zas!! ¡Qué susto! Tras una semana de intenso entrenamiento no hayas bajado ni un gramo o lo que es peor, hayas subido. La buena noticia es que estás ganando masa muscular. Para comprobarlo prepara el metro, que es hora de tomar medidas… Los contornos que te ayudarán a seguir tu evolución son pecho, cintura, cadera, muslo y bíceps. Repetirás la medición cada semana.

Manzana o pera

Seguimos conociéndonos… De momento, no me interesan tus gustos culinarios. Es muy descriptivo clasificar los cuerpos con forma de «manzana» o de «pera» según dónde almacenen la grasa.

Las manzanas tienen mayor contorno en su parte central, así que si lo trasladamos al cuerpo la grasa se acumula en cintura y abdomen. En el caso de las peras, su mayor contorno se encuentra en la base, utilizando esta misma comparación la grasa queda localizada en las caderas. Saber en qué grupo te encuentras resulta de ayuda, puesto que la grasa abdominal es el origen de muchos problemas cardiovasculares. Así que las personas que encajen con la forma de la «manzana» deberán tener más control sobre la alimentación.

Movimiento enForma

Ha llegado el momento de ponernos manos a la obra. Ya conoces el punto en el que te encuentras, ahora te explicaré en qué consiste el método MOVIMIENTO EN-FORMA. En primer lugar tengo aclarar que no es una dieta o un régimen con fecha de caducidad. Es un plan para crear un estilo de vida que te lleve a conseguir tus objetivos.

Para empezar solo necesitas 4 semanas. Por mi experiencia como entrenadora y *coaching* nutricional tengo comprobado —experiencia empírica— que es el tiempo que necesitas para obtener cambios físicos, sentir bienestar y alcanzar tus objetivos. En estos 28 días aquello que parecía una utopía se convertirá en algo factible, lo que hará que te marques nuevas metas más ambiciosas que tal vez nunca te habías planteado.

Si quieres un cambio, tienes que cambiar. Parece obvio, pero creo que tiene sentido decirlo. A diario me encuentro con personas que se dirigen a mí pidiéndome que les ayude a mejorar su físico, pero poniendo condiciones. Por ejemplo: «Yo es que las comidas las acompaño con refresco», «Por la mañana no me entra la comida, como mucho un café rápido y a la oficina»... Todo es cuestión de educación, de hábitos de vida.

El cuerpo se acostumbra a lo bueno y a lo malo, y te devuelve una respuesta en forma de un cuerpo más o menos agradecido, y más o menos sano.

Te voy a desvelar la fórmula que se esconde tras mi MOVIMIENTO ENFORMA. Mis clientes ya han probado sus beneficios, y ahora la dejo en tus manos. Como verás no guarda un gran misterio; casi diría que la puedes adivinar.

80 % alimentación

+

15 % entrenamiento

+

5 % descanso

Sabemos que la base está en la alimentación y que esta tiene que ir acompañada de actividad regular y descanso, pero en ocasiones se confunden los porcentajes. Hay quien empieza a ir al gimnasio y esto le sirve como licencia para comerse todo lo que tiene delante cuando llega a casa, con la excusa de: «Me lo he ganado».

Es necesaria una buena planificación dando valor a cada uno de los pilares de la fórmula, y no despreciando ninguno de ellos por su bajo porcentaje. Esto se aplicará en cada una de las cuatro semanas que forma el método MOVIMIENTO ENFORMA. Todas las semanas tendrán la misma estructura: plan *food,* plan *training, keep calm* y frente al espejo. En esta última se irán analizando tus progresos.

Semana 0. Comienza la «re-forma»

Quien ha hecho una reforma sabe que hay que empezar por hacer limpieza de todo aquello que no necesitamos, empaquetar lo que no nos sirve, hacer la reforma y finalmente disfrutar del nuevo espacio. De manera que en la semana cero vamos a comenzar por hacer una limpieza de los malos hábitos.

Plan *food*

Resetea tu despensa

La despensa, ese lugar donde se almacenan los alimentos que llevas a casa y que, por tanto, compras con premeditación. El armario en el que encuentras lo necesario para preparar tus comidas, pero también el lugar al que recurres en momentos de aburrimiento y ansiedad. Una despensa bien organizada te ayudará a ahorrar tiempo y a tomar decisiones correctas; además, es la base para planificar las comidas de la semana.

Dependiendo de cómo gestiones tu despensa, se puede convertir en un obstáculo o en tu aliado para llegar al objetivo. Piensa que la mayoría de las veces comes en casa, de manera que si tienes un «almacén» saludable será más fácil que comas de manera sana. Si eres de los que se ven obligados a comer fuera, te recuerdo que hay un invento maravilloso llamado *tupper*.

Estoy segura de que en alguna ocasión, mientras veías la televisión por la noche, has oído una voz que venía de la despensa... Era ese paquetito de galletas de chocolate que habías comprado para el desayuno. Te dices que una y nada más, pero cuando te das cuenta no tienes con qué acompañar el café de la mañana siguiente. Una buena alimentación nace de una buena elección, por tanto, si empiezas eligiendo bien lo que llevas a casa tendrás medio camino hecho.

Aún no te has liberado de tus malos hábitos y el impulso natural será caer en la tentación. Más adelante vas a ser capaz de tener ese paquetito de galletas en la despensa y tomarlo en su justa proporción y cuando lo habías planificado, en el desayuno. Cuando inicias la «reforma» es mas sencillo si evitas comprar aquellos alimentos que te frenan para alcanzar tu objetivo. El principio básico es:

Si no hay tentación, no caerás en ella.

Los supermercados han analizado en profundidad nuestro comportamiento a la hora de comprar. Utilizan ciertas técnicas para que incluyas en tu carrito aquello que quieren vender mejor. La música, la anchura de los pasillos, el carrito hacia la derecha... son algunos de los detalles que cuidan. Los analizaremos más adelante cuando vayamos a hacer la compra. Por ahora nos aprovecharemos de sus conclusiones en cuanto a la posición de los productos para organizar la despensa o el minisúper, y así ayudarnos a elegir lo que más nos conviene en cada momento.

Se ha comprobado que los productos que se encuentran a la altura de los ojos se venden mejor que los que están en la parte la parte superior del estante o los que están a la altura del suelo. Es más, las marcas pagan por tener esa posición.

Teniendo esto en cuenta, colocaremos los alimentos más «sanos» y menos calóricos a la altura de los ojos. Te propongo algunos productos que pueden ir en esa primera línea: variedad de infusiones, verdura en conserva —guisantes, pimientos, habas, espárragos...—, fruta enlatada en su jugo —evita el almíbar—; encurtidos —pepinillos, cebolletas—; sopa deshidratada...

En las baldas superiores puedes colocar legumbres —lentejas, garbanzos, alubias...—, arroz integral, pasta, tomate triturado... Y en las inferiores leche, zumo —evita el néctar— y agua, ¡¡mucha agua!! Recuerda tener botellas pequeñas que puedas llevar contigo.

Siguiendo con la idea de que consumimos lo que vemos, coloca varios tipos de especias junto a la sal. Así recordarás que tienes más opciones para aderezar tus platos y reducirás el consumo de sodio.

Te habrás dado cuenta de que en los supermercados los alimentos de primera necesidad —la leche o el pan—

suelen estar al fondo con el fin de que pasemos por el resto de pasillos y vayamos comprando productos que no aparecían en nuestra lista de la compra. Por ello, colocaremos los alimentos más calóricos y los que debemos consumir de forma esporádica arriba y al fondo del armario. Así, antes de llegar a ellos, pasaremos a otras opciones más saludables que saciarán nuestro apetito y nos dará tiempo a pensar antes de consumirlo.

Esto es solo una propuesta sobre cómo organizar tu despensa; pero no significa que sea la única forma correcta. Busca la tuya sabiendo que los alimentos que estén a la vista serán los que vas a consumir con más asiduidad; de la misma forma que te pones más las camisetas que están arriba del todo según abres el cajón.

BAJO LLAVE

La base de una alimentación equilibrada es que puedas comer de todo, pero con condiciones. Hay que cuidar las porciones, el procesado que han tenido los alimentos y la forma de elaborar los platos.

Frituras

La fritura es un método de cocción que aumenta considerablemente el valor energético de la comidas (calorías). Esto se debe a que al sumergir el alimento en aceite a altas temperaturas —y más si está rebozado o enharinado— facilita la entrada de este a la estructura del alimento, quedando el aceite atrapado. Ya sea en crudo o caliente, el aceite tiene las mismas calorías, pero si lo consumimos en crudo el alimento no lo absorbe, lo que hace que consumas menos cantidad.

Las personas que abusan de las frituras tienen un mayor índice de sobrepeso y obesidad, por lo tanto, la mejor forma de preparar la comida es al horno, al vapor y a la plancha.

Alcohol destilado

Hablar de alcohol es abrir la caja de los truenos. Se asocia con momentos de diversión y esparcimiento social, y es difícil llegar a un acuerdo sobre la cantidad y tipo de alcohol que se puede admitir dentro de unos hábitos saludables.

Partimos de la base de que el alcohol no es beneficioso para nuestro organismo; es una sustancia tóxica, que además dispara el consumo calórico. Es posible que estés pensando que una copa de vino al día es bueno. Podríamos admitir que el consumo esporádico de alcohol fermentado —vino, cerveza, cava y sidra— puede estar incluido dentro de una vida saludable, pero desde luego no por el alcohol, sino por los polifenoles, sustancias antioxidantes naturales que contiene el vino y la cerveza. Una copa de vino tinto tiene unas 75 kilocalorías y un vaso de cerveza de 200 mililitros, 150 kilocalorías.

El alcohol destilado hay que guardarlo en un baúl bajo llave y tirarlo al fondo del mar. No aporta nada, absolutamente nada, bueno sí... calorías vacías —sin ningún valor nutricional—. Una sola copa contiene de 350 a 400 kilocalorías. Es una sustancia especialmente tóxica e irritante para el tubo digestivo y el hígado, y la causa de muchas enfermedades. En ningún caso podríamos admitir que tomar una copa sea un hábito saludable. En tus ratos de ocio hay más opciones que este tipo de alcohol.

Bollería industrial

Grasas saturadas, azúcares, conservantes... Un dulce veneno. Ese pequeño bollito indefenso que tomas para desayunar porque «Por uno no va a pasar nada». Gestos como este que se repiten a diario hacen que se descompense el equilibrio de tu dieta. Si hablamos solo de las calorías, una pequeña porción de estos alimentos tiene un elevadísimo aporte energético, en cambio apenas calmará tu apetito.

Este tipo de productos contiene unas 450 kilocalorías en 100 gramos, pudiendo llegar incluso a 550 kilocalorías. Es decir, casi una cuarta parte del consumo diario recomendado. ¿Sabes la cantidad de cosas ricas que puedes comer si sustituyes ese bollito? Una manzana, un café con leche, una tostada de pan con medio tomate rallado y una cucharadita de aceite de oliva con una loncha de jamón, todo esto son unas 350 kilocalorías. Esto solo sería un ejemplo de un desayuno equilibrado y variado que cubrirá tus necesidades nutricionales prescindiendo de la bollería industrial. El consumo habitual de estos productos es el origen de enfermedades cardíacas, sobrepeso, colesterol, etc.

De excursión al súper

Cuando vas hacer un viaje te recomiendan que empieces a disfrutar desde el mismo momento que sales de casa. El camino puede ser tan enriquecedor como el propio destino. La compra, hacer la comida, emplatar... son actividades del día a día que terminarás disfrutando, puesto que es en este proceso donde más vas a aprender.

Hacer la compra es el momento clave de la semana; es el primer paso para acercarnos o alejarnos de nuestro objetivo. Los supermercados conocen bien cuáles son nuestras debilidades, así que emplean estrategias para hacernos caer en «peligrosas tentaciones», en productos que no son estrictamente necesarios. Si vencemos esas tentaciones en el súper, no tendremos que enfrentarnos a ellas en casa.

Una buena costumbre es hacer la compra una vez a la semana. Además de ahorrarnos tiempo, evitará que adquiramos productos poco beneficiosos para las comidas y, además, también nos ahorraremos algo de «dinerillo». Antes de ir al súper, debes seguir estos pasos:

— Planifica las comidas de la semana.
— Revisa el *stock* de alimentos que tienes en la despensa, el frigorífico y el congelador.
— En base a los dos puntos anteriores, ponte manos a la obra con la lista de la compra.

Recuerda que a la compra debes ir con tiempo, sin hambre y evitando llevar a los peques de la casa, porque si no es posible que cuando vayas a pagar encuentres productos que no sabías que estaban en tu carrito, y mucho menos en tu lista.

Cuando hayas localizado el producto que quieres comprar encontrarás una gran variedad del mismo, así que, párate y dedica tiempo a leer las etiquetas nutricionales. Dentro del mismo producto encontrarás grandes diferencias. Por ejemplo, a la hora de comprar pan, el integral y el pan blanco pueden tener parecido aporte de calorías. Decántate por los productos integrales, ya que tienen un mayor porcentaje de fibra. Y dentro de los integrales revisa la cantidad de azúcares, algunos panes abusan de ellos para conseguir un sabor más agradable.

De la selección de alimentos que pongas en el carrito, dependerá en parte tu alimentación.

Recuerda que si careces de tiempo, siempre tienes la opción de hacer la compra *on line,* de este modo no pasarás por el temido pasillo de los bollos, chocolates, chuches…

CLAVES DE UNA BUENA ALIMENTACIÓN

Te voy a dar las claves para empezar tu nuevo estilo de vida. Son muy sencillas, verás que solo modificando alguna rutina diaria vas a notar un gran cambio. Para tener presente estos puntos, te recomiendo que los tengas a la vista hasta que los conviertas en parte de tu hábito.

Pequeños cambios en tus hábitos, lograrán un gran cambio en tu físico.

— Tenemos la suerte de vivir en un país donde la variedad y la calidad del producto son envidiables, así que no caigas en el error de censurar alimentos.

Disfrutar de la comida es disfrutar de la vida, y llevar una vida sana no significa renunciar al placer de comer. Suprime de tu vocabulario la palabra «régimen» y habla de una dieta sana y equilibrada adaptada a tu estilo de vida.

— No existen alimentos buenos ni malos. Todos en proporciones adecuadas a tu actividad y con una correcta elaboración pueden estar dentro de tu guion de comidas.
— Conocer el producto y lo que te aporta nutricionalmente hablando, te ayudará a valorar de qué manera debes incluirlo en tu dieta. Lee las etiquetas nutricionales.
— De la elaboración de las comidas depende en gran parte el aporte calórico. La cocción, al vapor, al horno, a la plancha y papillote son formas sanas de preparar tu comida y te ayudarán a no sumar calorías extra a tu dieta. Evita o disminuye los fritos, los empanados y los rebozados.
— Lleva contigo una botellita de agua. Esto te ayudará a beber esos 2 litros diarios recomendados.
— A la hora de tomar algo con compañeros o amigos recuerda que hay una gran variedad de infusiones que bien frías o calientes son una excelente opción. Te mantendrán hidratado y no contienen azúcares añadidos, gas, aditivos y prácticamente son libres de calorías. Cuida la forma de endulzarlas porque esto sí puede incrementar su valor energético.
— Los cereales, la pasta, el arroz, la patata, el pan son carbohidratos necesarios en tu dieta, tu fuente de

energía. Elige siempre la opción integral, ricos en fibra, vitaminas y minerales.

— Las verduras y hortalizas es mejor consumirlas en crudo o hervidas.

— La fruta es un excelente *snack* saludable, tiene bajo nivel calórico, es saciante y rica en vitaminas y minerales. Tómala cruda y evita los almíbares y procesados. Si no te gusta comer la fruta entera, puedes optar por zumos y licuados naturales. Combinados con verduras están buenísimos y son una explosión de vitaminas.

— Consume habitualmente carnes magras (contienen un 10 % de materia grasa), conejo, pollo, pavo y todo tipo de aves. La carne roja también es necesaria que esté presente en tu dieta. Retira la grasa visible y la piel.

— La leche, el yogur, el queso…, es decir, los productos lácteos son fuente de proteínas y calcio. Elige las variantes 0 % materia grasa o desnatados y evita o reduce a un consumo esporádico la nata, la mantequilla, los helados y los quesos curados y semicurados.

— Reduce el consumo de sodio. Alimentos precocinados, salsas (bajas en calorías, pero con alto porcentaje de sal), fiambres y caldos concentrados dispararán la cantidad de sodio en tu dieta. Por otro lado, recuerda que para condimentar tus platos puedes utilizar hierbas y especias.

— Los dulces nos encantan y sería una pena no poder disfrutarlos, pero hazlo siempre con moderación y evita la bollería industrial. Si es posible, prepáralos en casa y elige variantes pobres en grasas.

MOMENTO *TUPPER-AR*

Hay quien por motivos de trabajo se ve obligado a comer fuera de casa. Si ese es tu caso no lo utilices como excusa para dejar a un lado una alimentación sana. ¡¡Tú también puedes!! Encontrarás a un fiel aliado en el *tupper.*

El *tupper* es algo más que un envase para congelar; sirve para llevarnos allá donde estemos los buenos hábitos en la mesa. Cremas, ensaladas, carnes, pasta... Admite todo tipo de comida, solo debes tener en cuenta la disposición de los alimentos en uno o varios *tuppers* en función de su naturaleza.

En el caso de las ensaladas es recomendable aliñarlas al momento para que las verduras no se deshidraten, así que hazte con unas bolsitas individuales de aliño. Si el plato es caliente, espera a que atempere para cerrar el envase; favorecerá la correcta conservación tanto de sabor como de salubridad del alimento.

En verano no paramos quietos, que si playa, piscina, excursiones al campo... Todas estas actividades fuera de casa pueden alterar las comidas. En ocasiones se echa mano del típico bocadillo como una solución exprés, pero en estos casos también puedes ayudarte del *tupper.*

PLAN *TRAINING*

PREPARADOS, LISTOS... ¡YA!

Como ya he comentado, la fórmula del éxito para estar ENFORMA incluye la actividad física. Es el momento de mover el «cucu», levantarse del sofá y sentir los beneficios que te produce el ejercicio.

Conocer tu estado de forma actual es importante para no pasarte de «revoluciones». Si te quemas antes de tiempo es posible que abandones, así que *piano piano.* Hay quien sale el primer día a correr y se encuentra tan fuerte y eufórico que da más de lo que su cuerpo puede, así que al día siguiente está con unas agujetas que no puede mover ni las pestañas. Además, pasar de cero a cien conlleva riesgo de lesión.

La planificación es básica en todas las áreas, por ello debes encajar la actividad en tu semana y darlo prioridad. Revisa tus horarios y actividades, seguro que agrupando ciertas obligaciones y sustituyendo otras como ver la televisión consigues ese tiempo. Además de entrenar tu físico, el tiempo que dedicas a la actividad puedes aprovecharlo para conocer gente o estar con amigos. Oxigenar tu cuerpo, tu mente y desconectar del día a día serán otras de las ventajas del ejercicio que te ayudará a incorporarlo a tu rutina.

Disfruta de la actividad. Evidentemente supone un esfuerzo, pero el cuerpo es sabio y para que no desistas te recompensa liberando endorfinas, la hormona de la felicidad. Llegar a tu objetivo requiere tiempo y trabajo, pero el bienestar que sentirás y los resultados merecerán la pena. Mi consejo es que disfrutes al máximo del camino. Pasada la primera semana recogerás los frutos, lo que hará que te enganches.

Después de largos periodos de sedentarismo por motivos médicos, el ejercicio es una buena forma de recuperar movilidad, ganar tono muscular y la motivación perdida en ese tiempo sin poder ejercitarte. Elegir una u otra actividad dependerá de tus gustos y de tu estado de forma. Es recomendable hacerse un chequeo, especialmente si tienes alguna enfermedad o lesión.

En función de tu punto de partida basta con que dediques 2 o 3 días a la semana para no sobrecargarte. Los fines de semana son para desconectar, así que si realizas algún tipo de ejercicio enfócalo desde otro punto de vista. Ir a dar un paseo en bici con los peques, hacer una ruta por la montaña con tus amigos, jugar un partido de tenis… son actividades divertidas que también te harán quemar calorías. Todo vale excepto estar tirado en el sofá sin hacer nada.

El equilibrio entre alimentación y desgaste es fundamental. Caben las modificaciones en función del objetivo, pero siempre cubriendo los requerimientos diarios que tu cuerpo demanda para realizar sus funciones y mantener los órganos saludables.

En ocasiones es inevitable excederse en la mesa. Cumpleaños, bodas, reuniones familiares… Todo lo celebramos comiendo, la actividad también te ayudará a compensar y quemar esas calorías extras.

Para llegar a estar cien por cien ENFORMA hay que entrenar todas las capacidades físicas básicas, fuerza, resistencia, flexibilidad y velocidad, y no descuidar ninguna de ellas, pero esto lo veremos más adelante.

LA SALUD DE LA «PATATA»

Me gustaría que tomaras consciencia de que encontrarte bien con tu físico está muy bien —te eleva la autoestima—, pero uno de los beneficios más importantes de estar ENFORMA es mejorar tu capacidad cardíaca y tu capacidad pulmonar; en definitiva, a tener una mayor resistencia.

Antes de comenzar cualquier actividad debes conocer tu frecuencia en reposo; es decir, el número de contracciones que realiza tu corazón durante un minuto sin haberlo sometido a un esfuerzo. Tienes que hacerlo nada más despertarte. Puedes ayudarte de un pulsómetro o bien colocando el dedo índice y corazón sobre la arteria carótida —próxima a los músculos que bajan del cuello—, contabiliza durante 15 segundos el número de pulsaciones y después multiplícalo por 4.

Las pulsaciones en reposo de una persona con una actividad regular se encontrarán en un rango de 50 y 100 pulsaciones por minuto. Por encima de estas se considera que se está en bajo estado de forma y por debajo se encuentran los deportistas o personas muy entrenadas.

Existe un rango en el que tu cuerpo utiliza las grasas como combustible; se conoce como zona quemagrasas. Esta zona oscila entre el 60 y el 70 % de nuestra frecuencia cardíaca máxima. Para calcular tu frecuencia cardíaca máxima exacta hay pruebas médicas, pero como no vamos a entrar en tecnicismos te voy a dar una forma genérica muy simple para calcularla.

FRECUENCIA MÁXIMA	
Hombre	226 - edad
Mujer	220 - edad

Las grasas empiezan a quemarse a partir de los 40 minutos de actividad en los rangos que he comentado —60-70 % de tu frecuencia máxima—. Ahora entenderás por qué salir a caminar durante más de una hora a paso alegre es un buen ejercicio para disminuir tus depósitos de grasa. Practicar actividad a una intensidad suave aumentará tu resistencia aeróbica, preparará a tu cuerpo para soportar mayores intensidades e incrementará tu metabolismo; en definitiva, mejorará tu estado de forma.

TODO COMIENZA CON EL MOVIMIENTO

Solo, en equipo, al aire libre, en el gimnasio, en la piscina... o simplemente en tu casa; elijas la actividad que elijas, siempre mejorarán la salud y tu físico. Porque todas tienen algo en común, que te alejan del sedentarismo. Nuestro cuerpo, a lo largo de miles de años, ha sufrido muchas transformaciones, ha evolucionado hasta convertirse en una máquina adaptada para transformar energía en movimiento.

Sabemos de los beneficios que la actividad tiene en nuestra salud física, pero ¿y sobre la salud mental? Durante el ejercicio el cuerpo genera endorfinas, más conocida como la hormona de la felicidad. Quién no ha sentido que la pereza se apodera de su cuerpo justo antes de ir al gimnasio y una vez allí todo fluye y termina el entrenamiento con más energía de la que contaba al empezar. Esa sensación de vitalidad se debe precisamente a las endorfinas generadas durante la actividad. Bien, pues ha llegado el momento de encontrar tu actividad.

Hay muchas personas que se inician en el ejercicio y piensan en ello como un momento de «sufrimiento», como una obligación para llegar a su objetivo, olvidándose de disfrutar. Si aún no te has movido de la silla, entiendo que pienses así, pero me he propuesto hacerte cambiar de idea. La variedad de ofertas es muy amplia, por lo que debes pensar qué es lo que quieres conseguir, qué objetivo quieres obtener.

Para iniciarte, es básico que el ejercicio se adapte a tu condición física. Si sometes a tu cuerpo a un repentino sobreesfuerzo, aparecerán las temidas agujetas, además de posibles lesiones. Por otro lado, necesitas que la propia actividad te motive, que solo pensar en ella te dé las ganas para ir al *gym*. Cuando se pierden las ganas es posible que aparezcan las «excusas», que dejes de ir una semana porque te ha surgido… blablablá, y cuando te des cuenta lo has abandonado. Mi consejo: que elijas la actividad que más te guste y te haga disfrutar; es la mejor forma de crear una rutina y seguir con las «pilas cargadas».

Vamos a hacer un repaso de actividades y entrenamientos fijándonos en las capacidades físicas que trabajan y en qué consisten. Además de tus gustos, hay factores externos como el clima o el tiempo del que dispones que es posible que afecten a tu elección.

Cada actividad genera un impacto diferente en el cuerpo: aumento de la resistencia, fuerza, flexibilidad, capacidad motora, coordinación, etc. No hay una actividad que en sí misma sea capaz de ofrecer un acondicionamiento completo. La mejor forma de llegar a ello será con una combinación de entrenamiento aeróbico y anaeróbico.

El tipo de actividad que elijas en principio debe adecuarse —además de a tu forma física, como ya hemos dicho— a tus habilidades y a tu salud actual, e ir enfocada a tus objetivos personales. Por ejemplo, si tienes sobrepeso y tu estado de formar es muy bajo, lo más recomendable es que comiences con un nivel moderado de actividad, caminando a paso rápido y con trote ligero. La clave de tu éxito para lograr tu meta es la regularidad y la constancia, hacer que se convierta en una rutina y no en una carga.

Actividad según la intensidad de trabajo

Esta clasificación tiene en cuenta la intensidad que cada persona emplea en realizar una actividad física. Por tanto, depende de la condición física de la persona.

Intensidad baja

Se considera ejercicio de baja intensidad aquel cuyo rango de trabajo está entre el 40 y el 50 % de tu frecuencia máxima. Sin grandes esfuerzos para la musculatura, tendones y articulaciones. Ejercicios de bajo impacto como caminar a ritmo suave, estiramientos, iniciación a clases de yoga o pilates. Muy recomendable para embarazadas, para personas que comienzan en esto del ejercicio, para las que tengan sobrepeso o algún tipo de enfermedad coronaria. Incluso las actividades cotidianas de la casa, barrer o limpiar los cristales podríamos incluirlas dentro de esta clasificación, aunque claro está, no nos motivarán tanto, pero sí nos ayudarán a quemar calorías.

Intensidad moderada

Cuando el esfuerzo se realiza en un rango del 50 al 70 % de tu frecuencia máxima, la actividad es de intensidad moderada. Este pequeño aumento de esfuerzo te llevará a conseguir una mejora en tu condición física. Caminar a ritmo rápido o hacer *footing* son actividades que incluimos dentro de este tipo de intensidad. Actividades dirigidas como aeróbic, *step* o *gap,* entre otras de nivel principiante y medio también, son de intensidad moderada.

Intensidad alta

Las personas que tienen una excelente forma física tienen la capacidad de poner a trabajar su «patata» (corazón) en unas pulsaciones mucho más elevadas en menor tiempo, sin el correspondiente de riesgo para su salud. Cuando se habla de actividad de alta intensidad esta hace referencia a un esfuerzo del 70 al 90 % de tu frecuencia máxima. Actividades que podemos incluir en esta intensidad son *spinning*, *body combat, body pump,* aeróbic y *step* de nivel alto, *running* rápido, entrenamiento global de resistencia muscular —circuito *training*—, entrenamiento interválico (HIIT) o *crossfit*, entre otras.

Para analizar la intensidad del esfuerzo empleado al realizar la actividad según tu estado de forma hazte la siguiente pregunta: ¿puedes cantar o hablar mientras haces el ejercicio?

— Intensidad baja: durante la actividad podrías cantar.
— Intensidad moderada: durante la actividad podrías mantener una conversación sin fatigarte.
— Intensidad alta: no serás capaz de realizar frases largas y mucho menos de mantener una conversación.

Actividad de tonicidad corporal

Tonificar es sinónimo de firmeza. El músculo es un órgano que en su estado natural de reposo ya está tonificado. Ahora bien, podremos hacer que esas fibras estén más firmes si elegimos actividades donde se emplee la fuerza y la flexibilidad. No te preocupes, tu cuerpo no ganará volumen, no es preciso levantar grandes pesos; además, se puede prescindir de las pesas dando trabajo al cuerpo con tu propio peso corporal.

Las actividades con las que podremos desarrollar una mejora de la tonicidad corporal son muy variadas, *body pump, gap,* pilates, *body balance,* circuitos de pesas, *body combat,* etc. Lo fundamental es activar y despertar al sistema muscular, estimulando su estado de reposo. Así se consiguen dos efectos en el cuerpo: ganar tejido muscular y eliminar la materia grasa que recubre a la masa muscular.

La tonicidad es visual, no es una capacidad medible como puede ser la fuerza. Si tu objetivo es crear un cuerpo con un perfil de este tipo, es recomendable combinar un entrenamiento de pesas con sesiones cardiovasculares al menos 3 días a la semana.

ACTIVIDAD CARDIOVASCULAR

La mayoría de las personas asocia actividad cardiovascular con la quema de calorías y grasa, y se olvidan que para tener un buen acondicionamiento físico es vital poner en funcionamiento y estimular el principal músculo que todos tenemos: el corazón. Para estar ENFORMA mi recomendación es que expongas a diario a este órgano a un estímulo extra, ya sea caminando a ritmo ligero, haciendo *footing* o simplemente subiendo las escaleras y olvidándote del ascensor.

Si lo tuyo es bailar, seguro que te resultan motivadoras las clases colectivas que tienen como base música y adaptan las actividades al ritmo. Algunas que seguramente puedes encontrar en tu gimnasio son: *spinning*, cardio-box, *body combat, body pump,* aeróbic, *step*... Estas clases suelen durar unos 50 minutos y están enfocadas a activar ese músculo tan cariñoso llamado corazón. Luego veremos algunas de las actividades más comunes en los gimnasios.

Y en cuanto a máquinas encontrarás la elíptica, la cinta, la bicicleta o el *stepper*. Ten en cuenta que es recomendable hacer al menos 30 minutos al día.

Incluir actividad cardiovascular en tu vida además de quemar calorías puede ayudarte a reducir el estrés, mejorar los niveles de colesterol, aumentar el bienestar global —*secreción de serotonina, hormona de la felicidad*—, mejorar el flujo sanguíneo y hasta tu digestión se verá beneficiada.

ENTRENAMIENTO FUNCIONAL

Tu propio cuerpo es el elemento esencial para poder llevar a cabo este tipo de entrenamiento. El entrenamiento funcional se basa en los movimientos naturales y cotidianos del propio cuerpo y está enfocado a conseguir una mejora de ellos. Para llevarlo a cabo se pueden emplear gran variedad de elementos como las bandas elásticas, la pelota *fitball,* el *bosu* —igual que la *fitball,* pero solo semiesfera), etc., o el ya tan conocido TRX.

Es un tipo de entrenamiento muy completo. Abarca el desarrollo de todas las cualidades físicas básicas motrices —resistencia, fuerza, velocidad y flexibilidad— y las cualidades perceptivas —el equilibrio y la coordinación—. No hay un trabajo aislado muscular, ya que nuestros movimientos diarios se realizan en múltiples planos.

Son ejercicios individuales, pensados y adecuados a cada persona. Lo que le va a uno bien no tiene por qué resultar igual de efectivo o beneficioso para otro. Aplicar 3 veces a la semana este tipo de entrenamiento puede resultar muy beneficioso para conseguir un equilibrio postural y evitar lesiones.

Actividades dirigidas

Si te cuesta llevar un entrenamiento en la sala de pesas porque te resulta aburrido, no te motiva o simplemente te gusta moverte de otra manera, las clases dirigidas pueden hacer tus entrenamientos más divertidos.

Combinan la actividad con música, así que si lo tuyo es mover el esqueleto estoy segura de que encontrarás en ellas la motivación que necesitas para convertir en rutina la actividad. Se trabaja de forma global, ir combinando diferentes actividades es una buena opción para comenzar en este mundillo. Vete probando, estar con más gente y los ánimos del monitor seguro que te dan aliento en momentos de sobreesfuerzo.

Dentro de las clases dirigidas, unas se enfocarán más a quemar calorías —como las clases de baile—, otras a ganar tonicidad, a fortalecer el abdomen o a combinar varios grupos musculares... Para la misma actividad es posible que encuentres diferentes niveles de dificultad e intensidad. Elige la que mejor se adapte a ti en función de tu experiencia y de tu forma física. No es agradable entrar en una clase y sentirte perdido; esto puede hacer que te desanimes, así que si comienzas de cero, no lo dudes: entra en clases de iniciación. Verás qué pronto progresas y te vuelves todo un experto. Algunas de las actividades dirigidas que puedes practicar son:

Spinning

Es uno de los ejercicios aeróbicos más solicitados entre los usuarios de los gimnasios. Para ello se necesita una bici estática y música. El trabajo se aplica en mayor medida al tren inferior —glúteos y piernas—, y de forma secundaria a lumbares, abdomen y brazos. Además, aumenta la capacidad cardiovascular, tonifica y quema calorías. Practicando *spinning* de forma regular puedes ponerte ENFORMA en poco tiempo. Se caracteriza por combinar periodos de trabajo aeróbico con cambios de ritmo donde se realizan *sprint* que llevan al umbral anaeróbico. Si tienes poco tiempo y quieres trabajar de manera intensa es una de las mejores opciones, ya que dura entre 50 y 60 minutos, incluyendo el calentamiento, vuelta a la calma y los estiramientos.

Body pump

Se trabaja la tonicidad corporal global, ya que cada *track* o canción trabaja un grupo muscular diferente. Para poder llevarla a cabo se precisa de una barra, discos y música.

Actividad muy completa que puede hacer quemar durante los 60 minutos que dura unas 450 o 500 kilocalorías; dependerá en cierta medida del peso que levantes o la de intensidad que pongas en los movimientos. Tu nivel le marcará el peso que metas en la barra. Si las pesas en sala no te motivan esta clase es una buena forma de tonificar.

Body combat

Esta mezcla de diferentes técnicas de artes marciales con música es perfecta para descargar adrenalina. Golpes, patadas, saltos y katas son ejercicios muy enérgicos que convierten al *body combat* en una de las actividades con más gasto energético por sesión, más de 700 kilocalorías en 55 minutos.

Es un ejercicio muy completo; trabajas con la tensión del cuerpo y con ello tonificas tu musculatura. Además, requiere concentración y coordinación para llevar a cabo la coreografía. Si es la primera vez que lo practicas, céntrate en ejecutar bien los movimientos; es importante para evitar lesiones. No importa si al principio te pierdes, lo irás cogiendo con la práctica.

Aeróbic y step

Definitivamente si te gusta bailar son dos actividades que te encantarán. Movimientos coreografiados que elevarán tus pulsaciones en rangos aeróbicos durante aproximadamente 1 hora. La principal diferencia es que el aeróbic se desarrolla directamente en el suelo, y para el *step* la coreografía se lleva sobre un escalón o *step*.

Llevan años en las carteleras de los gimnasios. Han ido evolucionando con el fin de ser más entretenidas y completas. Busca tu nivel y comienza a darle duro al baile.

Solo he mencionado algunas, porque hay tantas que sería imposible explicarlas una a una. Espero que después de este análisis te animes a iniciarte en una o cn varias actividades, quizá descubras capacidades y habilidades que desconocías. Con el tiempo y una regularidad comprobarás cómo tu cuerpo se va moldeando y va adoptando nuevas formas. No es el momento de correr, es el momento de disfrutar y de ser constante con la actividad que elijas.

KEEP CALM &...

EQUÍPATE

El mundo de la actividad y el *fitness* son tendencia. Ya no nos plantamos una camiseta de publicidad para hacer deporte; nos gusta sentirnos cómodos y a la última. Hay una amplia oferta en textil, calzado y complementos deportivos, una explosión de color invade nuestros gimnasios. Sin hacer una gran inversión puedes equiparte con todo lo necesario.

El *gym* está de moda y la moda se ha rendido al *gym*.

Ha pasado a la historia comprar en un centro especializado, porque encontrarás material en muchas de las cadenas de ropa habituales. A la hora de elegir tienes que pensar en el tipo de ejercicio que vas a realizar, pero en general el tejido tiene que ser transpirable, ligero, cómodo y que permita realizar el ejercicio sin tiranteces. Es importante que en el momento en el que te lo pruebes simules el movimiento que vas a realizar para comprobar que se adapta a lo que necesitas. Hay actividades que requieren de material específico. Por ejemplo, para el *spinning* es recomendable un *culotte* con badana (almohadillado) y zapatillas especiales para esta actividad con calas.

El calzado merece una mención especial. El apoyo de nuestro cuerpo recae sobre los pies, especialmente al hacer actividad deportiva, puesto que se ejerce un mayor impacto. Conocer la forma que tienes de pisar es importante para elegir zapatilla. Existen tres tipos de pisada:

Pisada neutra

Es una pisada equilibrada; el peso se reparte de manera uniforme. Puedes comprobarlo revisando la suela de tu calzado, el desgaste será homogéneo.

Pisada pronadora

El peso recae sobre la parte interna del pie. Las personas con este tipo de pisada suelen tener las rodillas más juntas. El desgaste de suela será más evidente en la parte interior.

Pisada supinadora

Al contrario que la pronadora, el peso recae en la parte externa del pie, sufriendo un mayor desgaste de la suela en esta zona.

El peso, la experiencia y la superficie son también factores que hay que tener en cuenta a la hora de elegir deportivas. No descuides el momento de atar la zapatilla, debe ir bien sujeta para evitar lesiones.

Para las mujeres es importantísimo llevar una adecuada sujeción en el pecho. No basta con la lencería de uso diario, puesto que sometemos al cuerpo a movimientos e impactos más fuertes. Tejido transpirable —insisto en esto porque en ocasiones vienen demasiado almohadillados, lo que hace que se quede la humedad y la piel no respire—. Los elásticos deben sujetar bien, pero no oprimir en exceso... —¡he visto hasta llagas!—. Si tienes pecho voluptuoso, mejor usa tirantes anchos; harán que el peso quede repartido.

No es imprescindible, pero sí muy recomendable, el uso del reloj pulsómetro. Sirve para algo más que controlar las calorías consumidas y el tiempo de descanso entre series. Nos ayuda a detectar, contabilizar y registrar las pulsaciones en reposo, durante el ejercicio y en la vuelta a la calma. Conocer tu frecuencia cardíaca te ayudará a medir tu estado de forma.

Si no puedes ir al gimnasio, con poco dinero puedes hacerte con el material básico para llevar a cabo tus rutinas desde casa. Te recomiendo que te hagas con una esterilla, lastres, elásticos y una comba.

Por otro lado, si tienes algún problema de articulaciones o zonas especialmente sensibles, es aconsejable que te hagas con el material para proteger estas partes de posibles lesiones. Muñequeras, tobilleras, fajas lumbares... Recuerda que más vale prevenir que curar.

ELIGE *GYM*

¡Llegó la hora de ir al *gym*! Pero antes tendrás que dedicar algo de tiempo a elegirlo. Recuerda que el gimnasio, además de entrenar, puede servirte para desconectar; así que una buena elección afectará positivamente a tu motivación.

Es habitual preguntar a tus conocidos qué tal les va en su gimnasio. La opinión de gente cercana te puede servir de orientación, pero para tomar la decisión final tienes que tener en cuenta otra serie de factores. El mejor gimnasio será el que mejor se adapte a ti y a tus circunstancias.

¡Abre los ojos! Que no te ciegue la idea de ir al gimnasio de moda, es posible que muchas personas hayan pensado como tú y se encuentre masificado. Otro criterio que se suele utilizar a la hora de elegir gimnasio es apuntarse al que va la amiga, sin darnos cuenta de que a ella la pilla al lado de casa, pero a ti te lleva una hora de camino. Mi recomendación es que antes de inscribirte en el gimnasio dediques una sesión a probar sus instalaciones. Hay que tener en cuenta tanto factores personales como de la propia instalación. Esto hará que tu elección sea segura y te lleve, sobre todo, a no faltar y a cumplir con tu planificación.

Horario

Saber los horarios de apertura y cierre te ayudará a concretar los tuyos y a cuadrar con tu agenda. No olvides preguntar por los horarios de fin de semana. El día está lleno de imprevistos que pueden alteren tu rutina y hacer que no puedas asistir a tu cita con el *gym*, así que una opción puede ser hacer el entrenamiento de ese día durante el fin de semana. Si optas por asistir a clases debes revisar que tenga una amplia oferta y que, además, a ti te cuadren.

Distancia

Si tardas demasiado en llegar al gimnasio habrá días que no te dé tiempo o simplemente te dé pereza. Póntelo fácil y elige uno que esté cerca del trabajo o de camino a tu casa.

Tarifa

Que la economía es un factor que hay que tener en cuenta bien lo sabes tú. Lo primero que miramos es si los precios se ajustan a nuestro presupuesto; de todas las maneras, analízalo bien porque a veces hay tarifas reducidas, por horarios, por grupo o familiares.

Mantenimiento

De nada sirve que el gimnasio tenga mucha maquinaria si se pasan buena parte de los días las máquinas averiadas. Debes comprobar que los agarres, cables, asientos, etc., están en perfecto estado, que las máquinas estén limpias y que haya rollos de papel por la instalación. La ventilación tanto en la sala como en los vestuarios es importante, sin humedad o condensación y, por supuesto, la instalación no debe oler a rancio. Una temperatura inadecuada afectará a tu rendimiento e incluso a tu salud. Si esta es baja puede provocar lesiones en articulaciones y musculatura, y si es elevada provocará mayor fatiga.

Ambiente del gimnasio

Efectivamente, hay ciertas actividades y entornos que favorecen las relaciones personales. El gimnasio es uno de esos sitios donde puedes romper con la rutina y hablar con gente, pero sin convertirlo en un centro social; no olvides cuál es su verdadera finalidad. Hay quien utiliza la máquina como asiento para comentar con el compañero el partido del día anterior, privando a otros usuarios de su utilización. También ayuda a que haya un buen ambiente y que el trato entre empleados y socios sea amable y respetuoso.

Servicios adicionales

Si vives en una gran ciudad o puedes ir al gimnasio en el descanso de tu trabajo, es una buena opción que tenga bar-restaurante donde comer. Estos suelen ofrecer menús saludables y son perfectos para esos días que no te ha dado tiempo a preparar la comida o simplemente no te apetecía hacerla.

Si vas al gimnasio en coche valora que ofrezca servicio de *parking* o que se ubique en una zona de fácil aparcamiento; esto te ahorrará mucho tiempo. A veces buscar aparcamiento te puede traer de cabeza y en alguna ocasión desistirás y te marcharás a casa sin entrenar y habiendo perdido un montón de tiempo.

Profesionales cualificados

Es importante que el personal del centro tenga una formación cualificada. El personal está para ayudarte con tus rutinas, resolver dudas y chequear que la técnica y ejecución de los ejercicios sea la correcta, no para pasearse por la sala como agentes de la ley.

Espero que todos estos aspectos te sirvan para elegir tu gimnasio, y así empezar a darte un poquito de caña.

PREPARA TU *GYM BAG*

No es mucho tiempo el que necesitas para preparar la bolsa del *gym*. La primera vez tardarás un poco más porque la falta de costumbre hace que no sepas exactamente lo que vas a necesitar. Te voy a hacer un resumen para que no eches nada en falta una vez allí.

Hazte con una bolsa mediana, práctica y que no pese demasiado. Ya sabes que si la bolsa es grande la terminas llenando y no es plan de ir al gimnasio como si te hubieran echado de casa.

Para la sala, básico, una toallita y una botella de agua. Ya he comentado la importancia de llevar siempre contigo una botellita de agua, más aún si te dispones a hacer deporte. Al sudar pierdes mucho líquido y necesitarás rehidratar el cuerpo. La toalla en sala es cuestión de higiene, para ti y para el resto de los usuarios. Nos ayuda a evitar el contacto de la máquina con nuestro sudor. El sudor se seca con el papel, no es higiénico secarnos con la toalla y después colocarla sobre la máquina.

No es imprescindible, pero sí recomendable, llevar el MP3 con musiquita o musicota que te motive. Se te hará el ejercicio mucho más ameno y entrenarás con más ganas.

Hay quien prefiere ducharse en casa; yo desde luego aconsejo hacerlo inmediatamente después del entrenamiento. Además de eliminar el sudor y los gérmenes, para mí es uno de los momentos más placenteros del día. Te ayudará a relajar la musculatura y activar la circulación. Para no cargar con demasiado peso utiliza botecitos recargables para llevar champú, gel y lo que necesites. No te olvides de las chanclas, te prevendrá de problemas de hongos; toalla de baño, si es ligera mejor que mejor; cepillo para el pelo y ropa de cambio.

Para continuar con tu actividad diaria y reponer fuerzas puedes llevarte una pieza de fruta; una manzana sería ideal para no llegar a la siguiente comida con demasiado apetito.

FRENTE AL ESPEJO

EL 3G: GANAR, GANAR Y GANAR

Qué quieres que te diga, no me gusta perder, ¿y a ti? A esa sensación de plenitud que da tener una vida en equilibrio, yo lo llamo 3G, una forma de vivir que te permite ganar en salud, ganar en físico y ganar en autoestima.

Cuando me hablan de fuerza de voluntad yo respondo que no se trata de voluntad, se trata de educación. En el momento en que experimentas los beneficios de una vida sana en tus propias carnes, te das cuenta de que dejar aquello que te hace sentir bien es mucho más difícil que dejarte llevar por instintos primitivos. Es como si entraras en un bucle de bienestar; si mimas tu cuerpo te sentirás muy bien y esa sensación hará que seguir cuidándote no suponga un esfuerzo, sino todo lo contrario.

Es mucho más placentero disfrutar comiendo de todo en su justa proporción y sentirte sano, a gusto con tu cuerpo y con energía para seguir exprimiendo todo lo que la vida te ofrece, que comer hasta reventar y luego dormir una larga siesta porque eres incapaz de hacer cualquier otra cosa. Esto lo único que provoca es sentimiento de culpa, dolor de tripa, mala digestión, acumulación de grasas… Te llevan a otro bucle, pero esta vez nada satisfactorio.

Esa sensación que te queda después de entrenar es simplemente genial. Te sientes más ligero, ágil; quizá más cansado, pero en parte también descansado porque sueltas todo el estrés, respiras mejor, etc.

Cuando te digo que te pares frente al espejo no es solo para que puedas ver reflejada tu forma, lo que busco es que te detengas a analizar lo que has ganado en salud, si tu físico está más cerca de lo que buscabas y cómo te sientes contigo mismo respecto a la semana anterior. Un mejor estado de forma afecta a muchas áreas. Es un cambio interior que se evidencia en el exterior.

La huella de tu progreso

Al iniciar el libro comenté la importancia de conocer el punto de partida, tanto para marcar los objetivos como para planificar tu alimentación y los entrenamientos. Pero cuantificar tu estado antes de iniciar el proceso también sirve para hacer un seguimiento.

Coge un cuaderno y un bolígrafo y anota todos tus progresos semana a semana, serán las huellas que vas dejando al hacer el camino. Las fotografías que te hiciste en su momento también te servirán para, de un golpe de vista, ver tu transformación. Así que continúa haciéndote las fotos de frente, perfil y espaldas; no es necesario hacerlas cada semana, bastará con llevar el seguimiento bisemanal.

Además de pesos, medidas y fotografías hay detalles del día a día que también marcan. ¡Yujuuu…! Vas a tu tienda de ropa favorita y resulta que has bajado de talla, entras en los vaqueros de hace 3 años, tu amigo te suelta un piropo que te saca una sonrisa… Apunta estos detalles en tu cuaderno, pero apúntalos de una manera especial, coge el rotulador fosforescente y que resalte bien. En los días de bajón tendemos a olvidar las cosas buenas, así que esto te servirá de recordatorio. Este «diario» será una herramienta más para mantener las ganas al 100 %.

Semana 1.
Llegó el momento

Ya sabes que tengo un plan para ti, uno que te va a poner ENFORMA. Durante cuatro semanas vas a ir adquiriendo nuevos hábitos, te planificarás tanto las comidas como los entrenamientos. No dejes a un lado el descanso, la desconexión y la vida social; esta es la clave para que los buenos hábitos formen parte de tu vida y no sea una «dieta más» o un «plan de choque» para bajar unos kilos para el verano. Llegó tu momento, el momento del cambio.

Plan *food*

El escáner de los alimentos

En la búsqueda de un cuerpo bonito y sano hemos visto que la alimentación juega un papel muy importante. Comer es un acto voluntario que depende de ti, pero que tu cuerpo esté nutrido es dar un paso más. Sabemos que el cuerpo precisa de energía (kilocalorías) para realizar sus funciones, y ahora analizaremos la mejor forma de cubrir esas necesidades. Si te has hecho el estudio de bioimpedancia que te recomendé al iniciar el libro, conocerás cuáles son tus requerimientos energéticos diarios; si no es así, fíjate en los valores generales que debemos aportar al cuerpo:

— Mujeres: 1800-2000 kilocalorías diarias.
— Hombres: 2200-2500 kilocalorías diarias.

Conocer el número de calorías (kilocalorías) de un alimento no es suficiente, solo revela la energía que hay almacenada en ese alimento, pero no informa sobre su composición. Con frecuencia utilizamos la frase de «Somos lo que comemos», pero ¿qué comemos?

Tenemos a nuestro alcance multitud de alimentos de los que conocemos su forma, su color, su olor, su precio, etc. Pero ¿sabes realmente lo que contiene? ¿Lo que te aporta? ¿Cómo lo asimila tu cuerpo? A la hora de planificar tus menús es vital saber la composición de lo que te llevas a la boca, puesto que afectará a procesos biológicos esenciales y a la forma en que tu cuerpo gaste o almacene esa energía.

Para analizar la composición de los alimentos haremos una primera división: por un lado, están los macronutrientes, que son los componentes básicos de los alimentos, con lo que están presentes en una mayor proporción; y por otro, los micronutrientes, cuya presencia es mínima en los alimentos, pero son imprescindibles para el correcto funcionamiento del cuerpo.

Dentro de los macronutrientes encontramos los hidratos de carbono, las proteínas y las grasas. También podríamos considerar incluido en este grupo el agua. En los micronutrientes se incluyen las vitaminas y los minerales.

Macronutrientes: hidratos de carbono

Los hidratos de carbono tienen como principal función abastecer de energía al organismo. Un gramo de este nutriente contiene 4 kilocalorías de energía. Se tiende a asociar con alto contenido en carbohidratos únicamente a los cereales, las legumbres y los tubérculos. Pero su presencia se extiende también a frutas, verduras y, por supuesto, a los dulces (azúcares).

No todos los alimentos que contienen hidratos de carbono son procesados de igual manera por nuestro organismo. De ahí que se hable de carbohidratos de asimilación media —alimentos almidonados, cereales y tubérculos—, que son los que precisan de un proceso digestivo para poder ser absorbidos; y los carbohidratos de rápida asimilación —alimentos con sabor dulce—, que son los que no necesitan de ningún proceso al tener una estructura más simple y son absorbidos al instante, por lo que su «energía» pasa muy rápidamente a la sangre.

Controlar la cantidad, el momento y el tipo de hidratos de carbono que consumimos es importante para no «engordar». Cuando son absorbidos llegan a la sangre en forma de glucosa. Esta es transportada hasta los depósitos de energía que se encuentran en el hígado, y allí se almacena en forma de una sustancia llamada glucógeno.

Estos depósitos tienen muy poca capacidad, así que el excedente se lleva hasta los músculos.

El glucógeno es el alimento del músculo, la fuente de energía que utiliza para trabajar. De manera que el propio músculo se reserva una pequeña cantidad de glucógeno en su tejido para que le sea más fácil echar mano de esa energía en el momento en que la precise. Podríamos comparar esta capacidad de los músculos con dejar la comida preparada en el microondas... ¡¡calentar y listo!!

A pesar de que el organismo tiene dos «despensas» de glucógeno —el hígado y los músculos—, en términos cuantitativos la cantidad que puede guardar es pequeña. Así que todo el excedente lo convierte en grasa. Es la forma que tiene el organismo de almacenar energía de una forma más eficiente para él.

RECUERDA

Los carbohidratos se digieren, se absorben y pasan a la sangre como glucosa. La glucosa se almacena en el hígado y los músculos en forma de glucógeno y el excedente se transforma en grasa.

Ya he dicho que hay varios tipos de hidratos de carbono dependiendo de si necesitan o no un proceso digestivo para ser absorbidos. Pues bien, dentro de los carbohidratos se encuentra también la fibra. Hago mención aparte porque siendo un carbohidrato tiene una estructura tan compleja que el cuerpo no es capaz de asimilar.

A veces se confunden productos integrales con productos dietéticos de los que puedes comer tanta cantidad como quieras. Esta es una idea completamente falsa, la fibra tiene muchos beneficios, pero en términos de calorías tiene un valor similar a otros productos. Es muy recomendable tomar alimentos enriquecidos en este carbohidrato porque aumenta la sensación de saciedad, así que te ayudará a controlar la cantidad de tu porción, además, mejora el tránsito intestinal. Estos son dos de los muchos beneficios que experimentarás si la incluyes en tu dieta.

Los alimentos no suelen ser al 100 % de un tipo de carbohidrato. Los hay con más porcentaje de azúcares como algunas frutas, y otros ricos en fibra como las espinacas… En función de la cantidad de glucógeno que aporten y la velocidad a la que se digieren, a los alimentos se les da una valoración, llamada índice glucémico. Valores altos se corresponderán con una rápida absorción y valores bajos con alimentos cuya asimilación es más lenta.

En general, los sabores dulces tendrán un índice glucémico alto, los alimentos almidonados —tubérculos y cereales— tendrán un índice glucémico medio y los productos ricos en fibra tendrán un índice glucémico bajo.

Si ahora te preguntara si los hidratos de carbono son buenos, la respuesta sería que sí, rotundamente sí, sea cual sea tu objetivo. Si lo quieres conseguir de forma saludable es necesario consumir carbohidratos. Son la fuente de energía más limpia para el organismo, la que menos residuos genera en los procesos.

Si requieres de un extra de energía con carácter inmediato, recurrir a los hidratos de carbono de rápida asimilación —los dulces— es la solución perfecta. Pero si, por el contrario, la actividad que vas a realizar es de baja intensidad y continuada en el tiempo es recomendable que ingieras los carbohidratos en porciones pequeñas, distribuidas en el día y que sean alimentos ricos en fibra. De esta manera no saturarás los depósitos de glucógeno y evitarás su conversión en grasa.

Valora la actividad que vas a hacer después de tomar carbohidratos.

A la hora dc ir a dormir no es recomendable que tomes alimentos con un alto índice glucémico, ya que no te dará tiempo a consumir su energía y tu cuerpo lo convertirá en grasa. En cambio, si tomas alimentos con un bajo índice glucémico te dará energía a lo largo de la noche como si de un difusor de ambientador se tratara. Las personas con elevado porcentaje de masa muscular necesitan aportes de glucógeno por la noche. Piensa que el músculo es un órgano activo y no deja de consumir energía, así que tomar alimentos con índice glucémico bajo antes de dormir es muy beneficioso para que la musculatura no sufra desgaste durante las horas de sueño.

Macronutrientes: proteínas

Otro de los macronutrientes son las proteínas; se encuentran en las células, lo que hace que estén presentes en casi todos los alimentos. Su aporte energético es de 4 kilocalorías por cada gramo de proteína —lo deberás tener en cuenta cuando hagas tu planificación—. Se componen de aminoácidos, y existen más de 20 aminoácidos diferentes, así que hay una infinidad de combinaciones y con ello de proteínas.

Su función principal es generar tejidos, tanto musculares como óseos, fortalecer el sistema inmunológico y producir células dedicadas a diferentes fines —hormonales, transporte de sustancias, enzimas…—. En definitiva, realizan una función generadora y regeneradora muy importante para mantener sano al organismo.

A través del proceso digestivo se actúa sobre las proteínas separando sus aminoácidos. El cuerpo combina estos aminoácidos de nuevo para generar nuevas proteínas y así construir sus propios tejidos. Dentro de los aminoácidos hay 8 que son esenciales, es decir, que nuestro organismo no es capaz de generarlos por él mismo y se los tenemos que suministrar de manera directa con los alimentos.

El cuerpo es capaz de generar energía de las proteínas, aunque como ya he comentado no es su función principal. Cuando los aportes de carbohidratos no son suficientes, se ve obligado a captar la energía que necesita de las proteínas, ya sea de las que consumimos en exceso o incluso degradando tejidos propios de nuestro cuerpo. Es posible convertir los aminoácidos en glucosa —combustible del organismo—. A esta energía se la considera «tóxica», ya que en el proceso se libera amoniaco. La combustión se realiza en el hígado y las impurezas generadas se filtran en los riñones. Ahora entenderás por qué el consumo excesivo de proteínas es causante de problemas hepáticos y renales.

Ya he comentado que la mayoría de los alimentos contienen proteínas, y estas pueden ser de origen animal y de origen vegetal. La carne y el pescado, junto con los lácteos y sus derivados, son proteínas de origen animal, mientras que las de origen vegetal las encontraremos en cereales, tubérculos, legumbres, frutos secos y semillas.

Las proteínas de origen animal son más complejas y con ello también más completas que las vegetales, pero es habitual que vayan acompañadas de grasa, en especial la carne. Por este motivo se limita el consumo de carne roja frente a otro tipo de carnes magras como el pollo o el pavo.

Macronutrientes: grasas

Grasa, así se denomina al macronutriente que nos falta por explicar. Se tiende a asociar productos 0 % de materia grasa con productos sanos, pero veremos que la grasa también juega su papel dentro de un cuerpo saludable.

Teniendo en cuenta que cada gramo de grasa contiene 9 kilocalorías, es razonable decir que abastece al organismo de gran cantidad de energía. Además, también ayudan a asimilar algunas vitaminas, a mantener la temperatura corporal y a proteger de ciertos órganos internos. No todas las grasas son iguales; encontramos las insaturadas, las saturadas y las trans.

Las grasas insaturadas, las buenas de la película.

Si hablamos de los beneficios de las grasas inevitablemente nos tenemos que fijar en las insaturadas. Gracias a ellas conseguimos disminuir el índice de «colesterol malo» en la sangre. Tiene una composición más simple que las saturadas y permiten almacenar en su estructura el «colesterol malo». Ya he dicho que el aporte calórico es muy elevado —9 kilocalorías por gramo—, así que el consumo debe estar limitado. Podemos clasificarlas en monoinsaturadas y poliinsaturadas.

— Grasas monoinsaturadas. El mejor representante es nuestro oro líquido, el aceite de oliva. También se encuentran en esta clasificación otros aceites como el de girasol, los frutos secos y alguna fruta como el aguacate, todos ellos productos ricos en este tipo de grasa. Podríamos decir que las grasas monoinsaturadas don de origen vegetal, pero tendríamos que exceptuar el aceite de coco, de palma y de palmiste. Si sustituyes las grasas saturadas por un consumo moderado de monoinsaturadas conseguirás mantener a raya tu colesterol. Una tostada con aceite de oliva es infinitamente mejor que un bollo o unas galletas, y si quieres darte un capricho opta por bollería casera.
— Grasas poliinsaturadas. También cumplen una función en el organismo, ya que ayudan a regular los procesos metabólicos. El cuerpo no es capaz de sintetizarlas, así que se las tenemos que suministrar a través de alimentos ricos en omega3 y omega6. En tu dieta no puede faltar el pescado azul (sardina, caballa, atún...) y los grasos como el salmón. Los frutos secos también contienen ácidos grasos esenciales.

Las grasas saturadas tienen muy mala fama. Precisamente por estar «saturadas» se hace difícil que se combinen con otras sustancias de nuestro cuerpo. Al ser más complejas, al organismo le cuesta romper su estructura, así que terminan convirtiéndose en tejido adiposo. Las grasas saturadas presentan estado sólido y se encuentran en alimentos de origen animal, especialmente en la carne roja, lácteos y derivados —mantequilla, nata, helados, queso...—; entre los vegetales se encuentra en el coco y en el aceite de palma. Este tipo de grasas están relacionadas con enfermedades cardíacas, arteriales, colesterol... Por este motivo hay que limitar su consumo.

CONSEJO

Recurre a carnes magras, evita comer la piel, retira la grasa visible y consume productos desnatados o con bajo porcentaje de grasa. Cuidando estos puntos conseguirás controlar el consumo de grasas saturadas.

Las grasas trans son grasas artificiales. Se producen a través de procesos industriales con el fin de hacer los productos más atractivos, más duraderos y abaratar costes. Son tan perjudiciales para la salud que desde mi punto de vista debería haber alguna regulación al respecto. No me gusta ser drástica, pero en este caso tengo que serlo. En una alimentación saludable no tiene cabida este tipo de grasas y con ello los productos que la contengan. La mayoría de los productos industriales contienen grasas trans, que suelen venir enmascaradas dentro de grasas vegetales. Es este tipo de aceite vegetal el que utilizan en sus procesos: bollería industrial, *fast food,* salsas preparadas, *snacks,* margarina, precocinados, etc.

Micronutrientes: vitaminas

No todo lo que necesita el cuerpo es energía, también precisa de otros compuestos que, aun en pequeñas cantidades, se hacen imprescindibles para que la química del organismo funcione. Las vitaminas son esenciales en las actividades metabólicas que afectan al crecimiento, la vitalidad y el correcto funcionamiento de las células. Se las tenemos que suministrar con alimentos porque no es posible sintetizarlas directamente, con alguna excepción como la vitamina D que la puede fabricar gracias a la exposición al sol.

Con una dieta equilibrada basada en productos frescos y naturales cubrirás las demandas de vitaminas. En algunos casos especiales —el embarazo, la infancia, la lactancia, estados de estrés...— se puede precisar de algunos suplementos vitamínicos.

Los alimentos cambian sus propiedades al someterlos a procesos de cocinado, y pierden propiedades. Por este motivo te recomiendo en la medida de lo posible tomar alimentos crudos. Ensaladas —cuidado con los aliños—, zumos y licuados recién exprimidos son una excelente forma de consumir vitaminas.

Micronutrientes: minerales

El cuerpo necesita de minerales para sintetizar hormonas, generar tejidos y regular muchas de las reacciones químicas que se producen en el organismo. Estos componentes inorgánicos los encontramos en los alimentos, de manera que con una dieta variada y equilibrada será suficiente para cubrir con los requerimientos del organismo. Como ocurre con las vitaminas, en algunos momentos de la vida se necesita un mayor aporte de minerales.

— Personas de avanzada edad: calcio.
— Mujeres en el momento de la menstruación: hierro.
— Deportistas sometidos a grandes esfuerzos: magnesio...

En cualquier caso es un especialista el que tiene que recomendarlos. Problemas cotidianos como la falta de sueño, el cansancio, la caída del pelo... son indicadores de que hay una falta de minerales. Una buena forma de aportar minerales al cuerpo es tomando ensaladas, fruta entera —lavada pero sin pelar—, licuados, etc.

Algunos de los minerales más importantes que deben estar presentes en la dieta son: calcio, magnesio, fósforo, hierro, potasio, sodio... El exceso de minerales tampoco es bueno para el organismo, así que debes cuidar de no tomar más de la cuenta. Por ejemplo, es muy común que se dispare la cantidad de sodio. La sal contiene este mineral y es utilizada en exceso para potenciar el sabor de los platos. Utilizar las especias como sazonador reducirá el consumo de sal y con ello de sodio.

El DNI de lo que comes

Una vez que sabemos de qué se componen los alimentos, ha llegado el momento de poner en práctica esos conocimientos. Ir al supermercado se ha convertido en todo un ritual, y hacer la lista de la compra es parte imprescindible de ello. Pero ahora hay que poner atención al DNI de los productos. El etiquetado de los alimentos nos aportará información para hacer una compra inteligente y, con ello, reforzar una alimentación saludable. Origen, procedencia, peso, modo de conservación, propiedades, ingredientes y valor nutricional es información imprescindible a la hora de decantarte por uno u otro producto.

Entras al supermercado con tu lista de la compra, coges la cesta, y con ella en mano te plantas en el pasillo del producto en cuestión. Cuando llegas al estante, ¿con qué te encuentras? Pues con el producto que quieres pero multiplicado, una gran variedad de tipos y marcas invaden la estantería. Son varios factores los que tendrás en cuenta —el precio, tus gustos personales, las calorías...—, pero lo que vamos a analizar en este apartado es el DNI del producto, es decir, los ingredientes y la información nutricional que nos aporta el etiquetado.

Es importante que sepas interpretar las etiquetas y así poder localizar ingredientes ocultos.

Las etiquetas nos proporcionan información que puede ayudarte a seleccionar qué alimento se adapta mejor a tu plan nutricional. No te centres solo en las calorías, debes de analizar esta información de manera global.

Ingredientes

Conocer los ingredientes que contiene el producto que vas a comprar es muy importante, especialmente si presentas algún tipo de intolerancia. Las listas de ingredientes de los alimentos están ordenadas según su abundancia, no por orden alfabético. Así, el primer ingrediente que puedas leer será el que mayor presencia tenga en ese alimento. No necesitarán lista de ingredientes aquellos que solamente contengan uno y el nombre del producto se corresponda con el ingrediente.

Se consideran ingredientes todos los productos y sustancias que este contenga, incluyendo aditivos alimentarios. Te voy a poner un ejemplo muy básico, el pan. Sabemos que la receta tradicional de este producto contiene harina, levadura, sal y agua. Bien, pues te puedes sorprender si lees el apartado ingredientes de cualquier «pan comercial», conservantes, emulgentes, estabilizantes, acidulantes, antioxidantes..., sustancias que han convertido un alimento tan sano y natural como este en un producto más artificial que precisa de estos «extras» para su conservación.

Información nutricional

La información nutricional del etiquetado permitirá conocer la energía —valor energético— y la cantidad de nutrientes que aporta el alimento. Las especificaciones de la información nutricional son las siguientes:

— Aporte nutricional por cada 100 gramos o mililitros del nutriente indicado, en función de su estado, sólido o líquido. Este es un dato obligatorio. El valor energético viene expresado en kilojulios y kilocalorías (KJ/Kcal); se refiere a la cantidad de energía que almacena el alimento.

— Aporte nutricional en una porción. Es habitual que el fabricante aporte la información nutricional que contiene una porción de producto. En este caso deben indicar en gramos o mililitros la cantidad que consideran como porción y las porciones que contiene. En productos de mayor tamaño aparecerá de la siguiente manera: por ejemplo, un *brick* de zumo de 1 litro contiene 4 raciones de 250 mililitros.

— Aporte de CDR (% CDR). Cantidad diaria recomendada. Informa del porcentaje que una porción de producto representa para una persona cuyo consumo calórico es de 2000 kilocalorías. El fabricante hace una estimación de la cantidad de hidratos de carbono, proteínas, grasas… que debe consumir una persona al día. Este dato es demasiado general, así que deberás tener en cuenta tu consumo energético y hacer los cálculos en base a ellos.

RECUERDA

Para hacer esos cálculos ten en cuenta el valor energético de cada macronutriente: carbohidratos, 4 kilocalorías por gramo; proteínas, 4 kilocalorías por gramo; grasas, 9 kilocalorías por gramo.

Una persona sana no debe tener en cuenta solo las calorías. El consumo de todos los macronutrientes y micronutrientes es necesario en una dieta saludable. Además, hay que cuidar las cantidades para que sea equilibrada y proporcionada. Los porcentajes de cada nutriente pueden variar en función de tu objetivo, pero se puede tomar como dieta equilibrada esta propuesta.

Macronutriente	CDR
Carbohidratos	45 %
Proteínas	30 %
Grasas	25 %

En función de tu consumo energético diario puedes calcular las kilocalorías que deben proceder de cada macronutriente. Por ejemplo, para una dieta de 2000 kilocalorías por día con la propuesta que te he indicado quedaría de la siguiente manera: 900 kilocalorías deberían corresponder al consumo de hidratos de carbono; 600 kilocalorías procederían del consumo de proteínas y 500 kilocalorías de grasas. Es recomendable que las grasas sean insaturadas y los carbohidratos de asimilación lenta y ricos en fibra.

Cuando revisamos la línea de los hidratos de carbono la cantidad incluye los almidones y azúcares. Es obligatorio que los azúcares aparezcan desglosados, esto te servirá para ver la cantidad de hidratos de rápida asimilación que contiene el producto y será de especial relevancia para personas diabéticas.

Siendo la fibra un carbohidrato en las etiquetas cuenta con su propia línea. No todos los alimentos contienen fibra, así que no siempre aparece. Recuerda que es preferible que consumas productos integrales —ricos en fibra— que productos refinados.

Las proteínas son otro macronutriente y como tal tienen su correspondiente línea en el etiquetado. Revisa las cantidades que debes consumir y piensa que muchas de las proteínas que tomas están en productos frescos, carnes y pescados, que normalmente no viene con etiquetado pero sus proteínas también cuentan.

Ahora veamos las grasas; quizá este sea uno de los puntos que más hay que analizar. Que las grasas son buenas para el organismo en tanto en cuanto cumplen funciones importante en él, lo sabemos, pero no todas las grasas son igual de saludables. El valor que aparece junto a la línea de las grasas incluye los aportes de todas las grasas: saturadas, insaturadas y trans.

De todos los macronutrientes la grasa es de la que menos calorías debemos consumir —25 % de las kilocalorías diarias—, en cambio es el que más densidad calórica tiene —9 kilocalorías por gramo—. Esto hace que haya que controlar la cantidad que consumimos porque es fácil sobrepasar lo que nuestro cuerpo necesita. Decantarte por aquellos alimentos bajos en grasas o desnatados te ayudará a no excederte. Además de la cantidad de grasa, también es importante su calidad, por ello opta por grasas insaturadas.

Tienes que reducir al mínimo el consumo de grasas saturadas, y limitar de tu dieta las trans, ya que estas pueden aumentar el riesgo de enfermedades cardiovasculares y elevar los niveles de colesterol. Si el producto contiene grasas saturadas debe estar desglosado dentro de las grasas totales —ojo con las grasas trans, en ocasiones aparecen camufladas como grasas vegetales—.

Un adulto no debería sobrepasar una ingesta del 5 % de grasas saturadas diarias.

Fuera del etiquetado de valores nutricionales, muchos fabricantes emplean eslóganes o frases gancho con el fin de hacer creer que su consumo no tiene consecuencias sobre tu dieta. Por eso muchas personas consumen grandes proporciones de productos *light* sin darse cuenta de que al final están haciendo un exceso en sus ingestas. Conocer el significado real de ciertas expresiones te ayudará a no llevarte a engaños.

— Contenido reducido en grasas: contiene un 25 % menos de grasa que el producto de la misma marca en la versión normal.
— *Light:* contiene un 50 % menos de grasa y un 20 % menos de calorías que el mismo producto de la misma marca en su versión normal.
— Bajo contenido en grasas: contiene menos de 3 gramos de grasa por ración con respecto al producto normal de la misma marca.

Al tratarse la fibra de un hidrato de carbono, sus valores nutricionales pueden estar reflejados dentro de este macronutriente o aparte. Aunque no es obligatorio para el fabricante indicar los valores que contiene, sí es habitual que lo detallen. Ahora mismo un producto rico en fibra o integral tiene un valor en alza para el cliente, así que no solo viene en la etiqueta nutricional, sino que lo resaltan con frases gancho. No olvides que la fibra debe estar presente en una alimentación saludable, incluyendo diariamente 20 o 25 gramos de ella.

La fibra reduce el riesgo de enfermedades cardíacas, regula el tránsito intestinal, reduce el nivel de colesterol y, además, ayuda a sentir sensación de saciedad. Optar por productos integrales es una buena elección, además de incluir en tu dieta las legumbres.

El dato sobre el colesterol lo encontrarás en los productos de origen animal como carnes, huevos y productos lácteos. Esta cifra se da en miligramos y el aporte no debe sobrepasar los 200 miligramos al día.

Vitaminas y minerales son imprescindibles en una dieta saludable, pero no todos los alimentos los contienen. En el etiquetado viene indicado qué tipos de vitamina o mineral incluye. Optar por productos enriquecidos en micronutrientes es recomendable para cubrir tus necesidades. Una alimentación que se sustente en productos frescos —frutas, vegetales, frutos secos, legumbre...— generalmente cubre con los requerimientos del día.

El consumo de sodio según la OMS no debe de superar los 5 gramos de sal, es decir, 2 gramos de sodio. Si te gustan las comidas más bien saladas deberás ir reduciendo su consumo poco a poco, es cuestión de que acostumbres al paladar. Un exceso de sal afectará negativamente a tu salud. Prueba a condimentar tus platos con especias; es una excelente opción.

Revisados los ingredientes y la etiqueta nutricional no debes dejar de lado información adicional como la fecha de caducidad, el modo de preparación, las condiciones de conservación y la procedencia entre otros datos. No quiero que después de esta información tengas la sensación de que encontrar el equilibrio es algo complicado. Todo se resume en ir haciendo pequeños cambios en tu rutina.

> CONSEJO
>
> Si basas tu alimentación en productos frescos —vegetales, fruta, cereales, legumbres, carne, pescado—, cocinados sin exceso de grasa y cuidando las porciones, pronto verás resultados.

PLAN *TRAINING*

EL COMBO PERFECTO: ENTRENAMIENTO MUSCULAR MÁS CARDIOVASCULAR

Para estar ENFORMA es necesario buscar un equilibrio, y para llegar a ese punto no siempre hay que elegir un camino u otro, simplemente basta con combinarlos. Por tanto, así lo haremos desde la primera semana en el entrenamiento con el combo perfecto: trabajo muscular más cardiovascular.

Quizá la desinformación o la mala información sea el problema de que muchas chicas no vean los beneficios de incluir un programa muscular en su entrenamiento por el «miedo a ponerse grandes» o que su figura tome «aspecto masculino». Estas expresiones y unas cuantas más, no son más que pensamientos erróneos y sin fundamento. Con lo que te voy a contar creo que vas a tener que ir —si aún no lo has hecho— a comprar unos guantes para coger agarres, mancuernas y discos y ponerte con la primera parte del entrenamiento, el trabajo muscular.

Cuando hablo de esto me refiero a entrenar con mancuernas, barras, discos y también con las típicas máquinas que encuentras en la sala como las poleas. Todos estos «artefactos» no son más que pesos para que puedas trabajar la fuerza, realizar ejercicios de tonicidad corporal y poner firmes tus fibras. Además, conseguirás muchos más beneficios que ahora mismo es posible que no aprecies.

Aumenta el gasto energético y el control de peso

El músculo es un órgano metabólicamente activo que precisa de energía, por eso cuanto más masa muscular, más activo estará tu metabolismo, quemando más calorías aun en estado de reposo, lo que te permitirá tener un mayor control de tu peso.

Moldea la figura

Esta es una de las motivaciones más comunes a la hora de empezar con el trabajo muscular y de tonificación. Y es que, aunque cada uno tengamos una morfología diferente, con el entrenamiento con cargas es posible modelar y equilibrar las formas del cuerpo.

Mejora la postura corporal

Los músculos proporcionan mayor estabilidad y dan sostén a la estructura ósea en general. Dar mayor firmeza y tonicidad a la musculatura hará que, por ejemplo, se camine más erguido de manera natural.

Disminuye la probabilidad de lesiones

La masa muscular actúa de escudo y protege a las articulaciones, ligamentos y tendones.

Mejora el sistema cardiovascular

El principal músculo que tenemos que cuidar es el corazón, por ello entrenar con intensidad y pesas hace que nuestro corazón sea más fuerte.

Mayor aguante y rendimiento físico

Tener una buena musculatura hará que la fatiga en el desarrollo de cualquier actividad se vea disminuida, se aguante más y al realizar una actividad que antes te podía suponer un gran esfuerzo, este se vea reducido.

Rejuvenece

A medida que envejecemos perdemos masa muscular y con ello todos los beneficios que nos reporta.

Pero entrenar la musculatura no beneficia solo al estado físico y a la salud. El estado de anímico se ve también mejorado, ya que somos más positivos, optimistas y tenemos mejor actitud, y esto repercute mitigando un posible estado de estrés.

Ya te he indicado antes que para obtener el equilibrio completo desde la primera semana, y para que el entrenamiento no quede cojo, el trabajo muscular debe ir acompañado en cada sesión de un entrenamiento cardiovascular.

¿Qué haríamos sin oxígeno? Sencillamente morirnos. Cuidar el corazón, los pulmones y también el sistema circulatorio es pieza clave para tener un buen estado de forma y de salud. Los beneficios como ves son múltiples:

— Fortalece el músculo más importante de tu cuerpo, el corazón.
— Evita el sobrepeso y la obesidad por el mayor gasto de calorías.
— Mejora la fluidez sanguínea.
— Mejora la porosidad de la piel por la expulsión del sudor.
— Disminuye la ansiedad y el estrés.
— Da mayor confianza en uno mismo, y en la imagen que proyectas.
— Se depuran los pulmones.
— Mejora la digestión y el tránsito intestinal.

ENTRENAMIENTO COMBO DE LA PRIMERA SEMANA

Te aconsejo como mínimo realizar 3 sesiones combo de entrenamiento muscular más cardiovascular.

— El primer día: 45 minutos de entrenamiento muscular, seguido de 25 minutos de actividad cardiovascular.
— El segundo día: 40 minutos de entrenamiento muscular, seguido de 35 minutos de actividad cardiovascular.
— Tercer y último día: 45 minutos de entrenamiento muscular, seguido de 45 minutos de actividad cardiovascular.

Entre cada una de estas sesiones se realizará un descanso activo, que consiste en realizar una actividad de baja intensidad, es decir, caminar ligero, *footing,* sesión de flexiones o abdominales… Cualquier actividad que no suponga un esfuerzo excesivo, pero que haga moverte.

Antes de correr, anda

Creo que solamente los bebés de un añito dan sus primeros pasos corriendo antes que caminando, el resto de los mortales tenemos que conformarnos con progresar poquito a poco.

Los primeros días son críticos, la motivación es necesaria, pero un exceso de ella puede hacer que te quemes antes de tiempo. En un principio el estado de forma no es el óptimo y las posibilidades de lesión son mayores, el sobrepeso o simplemente que tu cuerpo aún no está preparado para soportar un gran esfuerzo es algo que hay que valorar a la hora de meter intensidad al ejercicio.

El objetivo de esta primera semana es terminar aguantando 45 minutos seguidos haciendo una actividad cardiovascular, ya sea correr, montar en bicicleta u otra. Cuentas por delante con 3 días de entrenamiento, así que el primer día será suficiente con hacer 25 minutos, el segundo llevarlo hasta los 35 y finalizar el último día de entrenamiento de esta semana con 45 minutos. Si durante el ejercicio te quedas sin aliento, adapta la intensidad pero no lo dejes hasta cumplir los minutos planteados. Con el paso de los días podrás ir aumentando la intensidad y la velocidad.

En el trabajo de tonificación ocurre algo similar al aeróbico, el fin es acabar los ejercicios planificados. Cada serie con sus repeticiones, siempre controlando el peso. Sentir que trabajas el músculo pero siendo conservador con la carga para no lesionarte. Te aconsejo en este caso que «escuches» a tu cuerpo.

PRIMERA CLAVE DEL RENDIMIENTO: EL CALENTAMIENTO

El cuerpo es la «máquina» más perfecta que existe, por eso es importante que no la arranquemos de manera brusca y tampoco la hagamos parar de golpe. Dos claves que ahora quizá sean invisibles, pero que afectará a tu rendimiento, son el calentamiento y los estiramientos.

Preparar y adaptar las articulaciones, tendones y músculos para que puedan rendir y reducir posibles lesiones, es lo primero que tendrás que hacer antes de ponerte como un autómata a levantar peso o a correr en la cinta como si no hubiese fin. Para ello siempre realiza un calentamiento previo a cualquier actividad. Movimientos suaves, continuos y con incremento progresivo son las características de esta toma de contacto. No te llevará más de 10 minutos, tiempo suficiente para obtener estas ventajas:

- Propiciar un aumento progresivo de la temperatura corporal.
- Maximizar la eficacia de respuesta a la creciente demanda que someteremos al sistema cardíaco, respiratorio, circulatorio, nervioso y muscular.
- Prevenir el riesgo de lesiones en articulaciones, tendones y músculos.

El calentamiento siempre tendrá esta estructura: dedica 5 minutos a realizar un calentamiento general que involucre todo tu cuerpo. Te recomiendo comenzar con ejercicio aeróbico progresivo que vaya de suave a moderado, bien caminando en la cinta, haciendo bicicleta, elíptica, etc. A este le seguirá un calentamiento específico de otros 5 minutos. Antes revisa qué zonas musculares vas a emplear en tu sesión de entrenamiento o actividad y realiza aquellos ejercicios de movilidad articular que impliquen más esas partes.

Es posible que te preguntes que qué puede ocurrir si no calientas. En principio no te vas a morir, si es lo que te preocupa, pero sí tendrás más predisposición a lesionarte y, con ello, a poner en riesgo el entrenamiento del día siguiente. Si quieres disfrutar, rendir y entrenar al 100 % entonces ¡calienta los motores!

Una vez tengas la máquina arrancada y puesta a punto, entrena con todas tus energías.

Ahora ya es el momento de realizar el entrenamiento o actividad con ganas, energía, actitud, y siempre disfrutando.

Las pesas no te ponen como Hulk

Es tan, tan, tan... típico escuchar en los gimnasios:

—Yo no quiero coger músculo, solo quiero tonificar de aquí, de aquí y de aquí...

Si eres mujer te confirmo que por coger unas mancuernas, unos discos o hacer máquinas no te vas a poner como Hulk, ni en color y ni en tamaño. Entrenar con pesas o cargas solo va a hacer que tu cuerpo se tonifique y se cree una silueta más estilizada, con líneas más armoniosas.

Un entrenamiento muscular en hombres y en mujeres dan distintos resultados; además de las diferencias físicas

—como se ve a simple vista— tenemos diferencias biológicas.

El factor determinante en la creación de masa muscular es la hormona anabólica llamada testosterona. Tengo que decirte, por si no lo sabes, que las mujeres también producimos esta hormona, además de la hormona femenina (estrógenos), pero en niveles muy bajos, casi diría que insignificantes. Por eso las mujeres no podemos desarrollar grandes masas musculares porque los niveles de testosterona no son suficientes.

Así que dejando a un lado este mito, toca comprobar que lo único que las pesas van a hacer por ti será ayudarte a ponerte ENFORMA. Además, sea dicho de paso, van a ponerte «buenorra».

TRABAJO DE ADAPTACIÓN MUSCULAR: MÁQUINAS ASISTIDAS

Ni mejor ni peor, simplemente diferente. Entrenar con máquinas asistidas o peso libre es beneficioso porque cada persona tiene un nivel y unas características físicas propias. En esta primera semana debes tomar contacto con las máquinas, incluyéndolas en tu rutina de entrenamiento muscular.

Ideales para aprender la técnica y los movimientos de ejecución.

Las máquinas asistidas son perfectas para personas que se inician, los llamados *dummies fitness* o principiantes. Estas estaciones llenas de poleas, cables y discos son la mejor forma de iniciar a una persona en un programa muscular por varias razones:

Fácil usabilidad

No hay que hacer ningún máster para poder usarlas. Suelen ser intuitivas, pero por si acaso esa «intuición» fallase, los fabricantes lo tienen todo controlado, y podrás comprobar cómo en la mayoría de las máquinas han colocado una pegatina con un croquis de cómo colocarte, qué musculatura se ve implicada y una descripción con los pasos de cómo debes posicionarte y realizar los movimientos. Aun así, siempre está el monitor de sala para preguntarle.

Adaptación y acondicionamiento

Las máquinas van a ser el mejor medio para una adaptación al esfuerzo muscular. Acondicionarán y concentrarán tus esfuerzos sobre los músculos que tienes que entrenar en esa sesión.

Entrenamientos más rápidos

Facilitan el entrenamiento a aquellas personas que quieren entrenar muscularmente pero tienen poco tiempo. Los cambios de pesos son rápidos, solo hay que modificar el bloqueo del disco y comenzar a ejecutar. Además, una vez seleccionado el peso puedes realizar entrenamientos en superseries cambiando rápidamente de una máquina a otra.

Disminución del riesgo de lesión

Limitan los rangos de movilidad, por lo que disminuye la probabilidad de realizar movimientos excesivos que nada tuviesen que ver con la musculatura que se va a trabajar en esa máquina.

Seguridad

Los rangos de movimiento están configurados y limitados para no excederse y llevar una técnica segura. Las máquinas con poleas, por ejemplo, tienen unas longitudes en sus cables que acortan los movimientos para que no haya un exceso en el rango de movimiento a la hora de su ejecución.

Si es tu caso y eres *dummies fitness* 100 %, tu entrenamiento completo la primera semana estará formado por ejercicios que ocuparán varias estaciones —máquinas—. El objetivo es ponerse ENFORMA, pero para ello es básico aprender la técnica, los movimientos e ir cogiendo fuerza. Siempre hay que preservar la salud de tus músculos y articulaciones. Es preferible ser conservador.

Sabemos que no se debe abusar nunca de nada y en este caso tampoco lo haremos con las máquinas, pues tienen la desventaja de que el rango de movimiento y el ángulo de trabajo es limitado, perjudicando la implicación de las fibras más profundas, y además, los movimientos son antinatura. Recuerda que son ideales para aprender los movimientos.

Las poleas fueron inventadas para mover con facilidad un peso real y emplear menos esfuerzo.

> ENTRENAMIENTO DE LA PRIMERA SEMANA CON MÁQUINAS ASISTIDAS
>
> Te aconsejo realizar 3 sesiones combo de entrenamiento muscular más cardiovascular.
>
> — El primer día: 45 minutos de entrenamiento muscular con máquinas asistidas, seguido de 25 minutos de actividad cardiovascular.
> — El segundo día: 45 minutos de entrenamiento muscular con máquinas asistidas, seguido de 35 minutos de actividad cardiovascular.
> — Tercer y último día: 45 minutos de entrenamiento muscular con máquinas asistidas, seguido de 45 minutos de actividad cardiovascular.

Vas a ir viendo tu progreso día a día, y cuando te quieras dar cuenta estarás con una planificación completa de peso libre. Solo necesitas 4 semanas, tiempo más que suficiente para tener una planificación combinada de peso libre con máquinas o solo de peso libre. Lo más importante es la adaptación de tu musculatura al esfuerzo, intensidad y pesos.

Todos hemos sido novatos, no te sientas un «bicho raro». Nadie nació sabiendo.

No olvides que el trabajo cardiovascular debe estar presente en cada sesión. El corazón necesita a diario de estímulos para estar ENFORMA, es el músculo que nos da el aliento y nos permite estar al pie del cañón. Para coger fondo y resistencia, tendrás que ir incrementando el tiempo dedicado a la sesión aeróbica.

SEGUNDA CLAVE DEL RENDIMIENTO: VUELTA A LA CALMA

El objetivo de realizar la rutina de entrenamiento ya está hecho. Bueno, eso era lo que creías hasta este momento, porque el entrenamiento termina con una vuelta a la calma. A menudo veo cómo muchas personas terminan de hacer el entrenamiento y van directos al vestuario. Si eres de este grupillo permíteme que te diga que esto no es saludable. No creo que una persona cuando va en su coche y llega a su destino, abra la puerta y sin más se tire en marcha, pues lo mismo sucede con el entrenamiento. Lo correcto es readaptar el cuerpo al estado de reposo en el que comenzamos.

La función de la vuelta a la calma es necesaria para dejar al cuerpo libre de cargas y preparado para que al día siguiente pueda rendir, recibir nuevos estímulos y, sobre todo, moverse. Con los estiramientos obtendremos varios beneficios:

— Liberar tensión y estrés muscular causado durante el entrenamiento.
— Aumentar el riego sanguíneo y conseguir una mejor recuperación.
— Reducir la probabilidad de agujetas.
— Minimizar posibles sobrecargas.
— Aumentar la flexibilidad y amplitud de movimientos.

Vuelta a la calma

La sesión de vuelta a la calma siempre deberá tener estas pautas:

— Emplear 10 minutos al finalizar el entrenamiento.
— Comenzar con ejercicios de relajación para disminuir la frecuencia cardíaca.
— Realizar ejercicios estáticos manteniendo la posición.
— No al dolor. Sentir tensión es bueno pero en el momento que se sienta dolor o molestia en exceso ha de volverse a la posición inicial de manera lenta y suave.
— Respiración controlada. En la fase de inspiración (meter el aire) mantener el estiramiento y en la fase de expiración (sacar el aire) ampliar el rango del estiramiento sin forzar.
— No rebotar ni hacer movimientos bruscos.
— Estiramientos globales. Da igual por dónde comiences, de abajo a arriba o de arriba abajo, pero mi consejo es que comiences así para que no se te olvide ninguna zona.
— Emplear 30 segundos por estiramiento. Tiempo suficiente para ganar rango en el estiramiento y liberar tensión de la zona.

Para liberarnos completamente de sobrecargas, recomiendo si puedes terminar con una ducha de contrastes con 3 minutos de agua caliente y 1 minuto de agua fría. Repetir 3 veces más.

KEEP CALM &...

NO TE AGOBIES

Lunes, llegas a la oficina, abres el correo y... bum, mil *mails* por contestar. Se acumulan las tareas y no sabes por dónde empezar. ¿Qué haces, abres todos los correos a la vez? No, como es lógico estableces un orden de prioridades y vas ejecutando poco a poco tareas. Está muy bien que te hayas dado cuenta de que necesitas un cambio, pero no quieras abarcar todo de golpe, porque lo único que conseguirás será agobiarte.

Al principio, la información te puede desbordar, oyes hablar de carbohidratos, índice glucémico, masa corporal, entrenamiento con pesas... Todo te parece un mundo. No te preocupes, irás entendiendo esta información y lo podrás interiorizar y aplicar a tu persona con el tiempo. Para empezar tu nuevo estilo de vida saludable basta con que pongas en práctica estas pautas:

— Preocúpate por dar a la máquina la energía que necesita para afrontar la actividad del día: desayunos completos. La primera comida del día tiene que ser enérgica, debes incluir un lácteo (yogur), una fruta (rodaja de piña), carbohidratos (rebanada de pan integral) y una proteína (un par de lonchas de jamón). Esto es solo un ejemplo de un buen desayuno.

— No pases hambre. Reparte tus comidas en varias ingestas, de manera general sería recomendable tres comidas principales y dos tentempiés.

— Bebe. Agua e infusiones siempre a mano. Además de mantenerte hidratado, evitarás comer más de lo necesario. En ocasiones se confunde el hambre con la sed.
— Elimina frituras, bollería industrial y alcohol destilado de tu dieta.
— ¡¡Muévete!! 2 o 3 días a la semana sal a caminar, bailar o montar en bici, y hazlo al menos durante 40 minutos.
— La última comida del día debe ser ligera. Ten en cuenta que te irás pronto a dormir, y si comes demasiado tu cuerpo lo almacenará en sus depósitos de grasa.
— Duerme de 7 a 8 horas al día, e intenta que sean continuas. Un buen descanso es muy importante. En el cuerpo se producen procesos biológicos imprescindibles para rendir durante el día.

Si pones en práctica estos consejos, tus ganas se multiplicarán y los primeros resultados llegarán sin apenas darte cuenta.

Educación en la mesa

Ahora no viene al caso que te dé clases de protocolo o te diga que chuparse los dedos cuando tienes a más comensales en la mesa es de mala educación. Quiero mostrarte una serie de conductas y acciones que si las conviertes en costumbre pueden ayudarte a mejorar tu alimentación, tus digestiones y a controlar los excesos. Ya sea en tu casa, en un evento de trabajo o en un restaurante es necesario cuidar algunos detalles.

A veces, hay que mirar muy cerca para poder avanzar muy lejos.

Con estos pequeños trucos podrás, además, mantener a raya el peso y no incluir calorías extra a tus comidas:

Raciones pequeñas

Sirve la comida en platos pequeños. Es una forma de engaña al cerebro. El ojo ve un plato lleno, repleto de comida, esa abundancia hace creer al cerebro que la porción es grande y que con esa cantidad bastará para saciar tu hambre. Por el contrario, un plato grande da una sensación pobre de escasez, antes de empezar a comer ya estarás pensado que te vas a quedar con hambre. Este detalle te ayudará a controlar las porciones.

Las prisas, malas compañeras

Las prisas nunca fueron buenas. No solo las prisas te hacen comer rápido; el estrés y la ansiedad también afectan al tiempo que destinamos a comer. Nos pasamos los días trabajando para ganarnos el pan de cada día y cuando tenemos que dedicar tiempo al «pan», lo hacemos deprisa y corriendo.

Comer es uno de esos placeres de la vida que podemos disfrutar diariamente, así que, ¿por qué hacerlo corriendo sin pararnos a saborear cada bocado? Tomarte tu tiempo para comer te permitirá, además, que te sientas satisfecho con menos cantidad de comida. El cerebro es el encargado de mandar la señal de saciedad, pero necesita su tiempo, es a partir de los 20 minutos de haber comenzado a comer cuando es consciente de que le estás dando el alimento que demanda. Comer despacio también beneficia a tener mejores digestiones.

¿Sed o apetito?

Saber diferenciar la sed del apetito te ahorrará calorías extras. Si «crees» que el apetito ha llegado, bebe un vaso de agua y deja pasar 15 minutos. Si continúas con esa sensación de vacío, vete a la cocina y comienza a preparar la comida, si no era una falsa alarma.

La sal

El salero déjalo en la cocina. La comida debe estar condimentada antes de llevarla a la mesa. Es una mala costumbre acompañar el plato de comida con el salero al lado, porque puedes caer en la tentación de poner más sal de la que necesitas.

La televisión en off

Comer y ver la tele es una de las peores combinaciones que puedes llevar a la mesa. Cuando estás viendo la tele dejas de presta atención al plato, la alimentación pasa a un segundo plano, dando el poder a la mano y con ello al cubierto que «sin ton ni son» coge comida y la lleva de manera inconsciente a la boca.

En este momento tu cerebro desconecta y no es capaz de emitir las señales de saciedad. Si es posible, come acompañado. Sabemos que hablar mientras comemos es de mala educación, pero si entre bocado y bocado aprovechas para mantener una conversación, el tiempo que dedicas a comer se dilatará y comerás más despacio.

Usa la mano menos dominante

La falta de costumbre hará que el cerebro se concentre en ejecutar el movimiento, así evitarás comer de forma automática. Te llevará más tiempo y serás más consciente de cada bocado, evitando excederte en tu consumo calórico.

El pan

El pan es bueno, el pan no engorda, el pan es un alimento básico en cualquier dieta equilibrada y proporcionada. El problema surge cuando dejas a tu alcance la barra entera. Deja a un lado de tu plato una porción y limítate a comer solo esa, así no tentarás a tomar más de lo necesario.

La masticación

Mastica, no solo tragues. Realizar una correcta masticación de los alimentos es un hábito muy beneficioso para el metabolismo. Dedicar tiempo a deshacer la comida favorece una correcta digestión, ya que evita hacer trabajar en exceso al estómago en el proceso de descomposición. Además, sacarás sabor a los alimentos y disfrutarás de ese momento.

El picoteo

Venga, confiésalo... Quién no ha llegado a la cocina y mientras ponía la mesa se ha puesto a picotear queso o ha comido una patata. Te prestas voluntario para ir a comprar el pan y cuando llegas a casa le falta el cuscurro. Recuerda que todo lo que comes suma, y es que es posible que se te vaya de las manos y pierdas el control, pudiendo llegar a ingerir hasta más calorías que en la propia comida.

MÚSICA CON «M» DE MOTIVACIÓN

Seguro que has experimentado la influencia que la música tiene sobre tu estado físico y emocional. Incluso se han desarrollado técnicas que tienen como base la música para tratar diferentes problemas o enfermedades, la musicoterapia.

Dependiendo del tipo de ritmo, se consigue activar o relajar el cuerpo y la mente. Además, hay otro factor que hay que tener en cuenta a la hora de elegir música, y es que es importante que te guste lo que escuchas, de no ser así puede provocar un efecto contrario al que buscamos, tiene que resultarte agradable. Generalmente, los ritmos latinos (salsa, bachata, *reggaeton*), el pop y el *rock,* entre otros estilos urbanos, imprimen mayor intensidad al ejercicio.

Si partes de cero, te puede ayudar a encontrar la motivación las clases dirigidas. No paran de aparecer nuevas actividades que unen ejercicios de toda la vida con música, *et voilà,* tenemos el *spinning* (bicicleta estática + música), el *body combat* (boxeo y artes marciales + música), el *body pump* (pesas + música)… Te invito a que pruebes, estoy segura de que encontrarás la tuya y terminará enganchándote.

La excitación que la música provoca en tu estado emocional produce un efecto similar al de un analgésico. Esa motivación extra ayuda a soportar un mayor esfuerzo y mitiga la sensación de aburrimiento. Hay días en los que te encuentras más cansado o apático, un poco de musiquita animada te hará despertar.

Escuchar música mientras realizas ejercicio afecta también positivamente al sistema circulatorio. Venas y arterias se dilatan, lo que hace que la sangre fluya mejor y llegue más cantidad de oxígeno a los tejidos musculares, disminuyendo la fatiga.

No hace falta que seas un experto Dj para hacerte con música molona, ya hay *playlists* en diferentes aplicaciones pensadas para descargar un poco de adrenalina haciendo ejercicio.

HORA DE NO CONTAR CALORÍAS

Ha llegado el momento de no pensar y comer aquello que durante la semana no entraba en tu planificación. Todo esfuerzo tiene su recompensa, y en este caso se llama *cheat meal* o comida trampa, aunque no estoy muy de acuerdo con la palabra trampa, yo prefiero decir «comida libre». Tengo que hacer hincapié en que se trata de una comida, la que tú elijas, ya sea desayuno, comida, cena… No lo confundas con un día para cometer excesos.

El plan de comidas no debe verse como algo costoso. Ya he dicho que es cuestión de educar al cuerpo a llevar buenos hábitos, pero es inevitable que en ocasiones te apetezca comer algo que está fuera de los requerimientos, y para esto está el *cheat meal*.

Todo el mundo sabe que amamos lo prohibido. Contener las ganas de no caer en la tentación solo puede llevarte a tener sensación de ansiedad, y esta es mala compañera, porque terminarás cayendo y comiendo de manera compulsiva todo lo que pilles.

Como mínimo haces 5 comidas al día, lo que significa unas 35 a la semana... Así que porque en una te des un capricho no pasa nada, incluso es beneficioso. Es un descanso mental que te ayudará a que seas constante.

Tener una comida libre sirve como aliciente, como recompensa al trabajo bien hecho, es tu palmadita en la espalda semanal. Recuerda que te lo tienes que ganar, así que si has caído en tentaciones, quizá debas replantearte si un exceso más es conveniente.

Normalmente el fin de semana rompemos la rutina del trabajo haciendo más actividades sociales, y es habitual que estas reuniones vengan acompañadas de una comida o de una cena. Bien, pues es el momento perfecto para romper también con tu rutina de alimentación. Hacer ese exceso del que durante la semana te has privado. Conviene planificar el día del *cheat meal* porque aunque como hemos visto suele coincidir con el fin de semana, a veces hay eventos o celebraciones entre semana que pueden alterar tus planes.

Digo que es el momento de no contar calorías, pero controla que el *cheat meal* no se te vaya de las manos y tires por la borda lo que has conseguido durante la semana. Está pensado para que disfrutes de lo que a diario no comes, no para comer hasta reventar. Elige ese plato que te vuelve loco o loca, y deléitate con su sabor. ¡Ah! Si estás pensando si puedes tomar postre, la respuesta es ¡sí!, seguro que te lo has ganado.

Los excesos se compensan con actividad, así que si se te has pasado, ya sabes... es el momento de salir a moverte. Elige la actividad que más te guste y quema esas calorías extra. Estoy segura de que una vez que hayas adquirido los hábitos no pensarás en *cheat meal.* Serás capaz de equilibrar tus comidas y tu actividad de manera natural, disfrutando en todo momento.

FRENTE AL ESPEJO

EL PRIMER IMPACTO

Me encanta hablar con mis clientes pasada la primera semana; son pocos los días, pero los suficientes para notar algunos cambios. Ya he comentado que no es recomendable pesarse a diario, el seguimiento debe ser semanal, así que transcurrido este tiempo todos llevan la mirada al mismo sitio: la báscula.

Por la cabecita siempre ronda la pregunta de cuánto habremos perdido o ganado. Cuando te peses recuerda hacerlo siempre en ayunas y el mismo día de la semana. Te recomendaría que establecieras el día de pesaje a mitad de semana, ya que normalmente los fines de semana se comete algún exceso que puede desvirtuar tu estado real.

Depende de cómo te encontraras inicialmente, pero es normal que sea en esta primera semana cuando el cambio es más agudo. Es grande el choque que se produce entre unos malos hábitos con la mejora en la alimentación y el incremento de la actividad; tu cuerpo lo nota y rápidamente te lo agradece. Es probable que la báscula refleje tus sensaciones, así que ya tendrás una gran sonrisa después de comprobar que tus esfuerzos están dando sus frutos.

Si has cumplido con tu planificación y no has bajado lo que estimabas, quizá debas preguntarte qué otros factores han podido influir. Por ejemplo, en el caso de las mujeres, hay que tener en cuenta el momento menstrual en el que estamos.

Además de lo referente al peso, hay otros aspectos que mejoran como es la retención de líquidos, las digestiones o la inflamación abdominal. Si eras de los que habitualmente tomaba bebidas gasificadas habrás notado como si de repente te desinflaras, cómo disminuye la presión abdominal y esto se refleja en la ropa. No es que en una semana hayas bajado de talla, pero sí la notarás algo más suelta.

Después de comprobar en números tus avances, vamos a analizar lo que para mí es más importante: tus sensaciones. ¿Cómo estás de energía? ¿Duermes mejor? Si has estado tentado a romper con tu planificación, ¿cómo lo has solventado? En general, la conclusión es que te encuentras mucho mejor, con más energía y más ligero.

Es posible que en algún momento hayas pasado «hambre» o más bien «hambre emocional»; es normal, tu cuerpo y sobre todo tu mente tiene que readaptarse a los nuevos hábitos de alimentación. Lo que tienes que valorar es cómo salir de esos momentos de crisis, por ejemplo, bebiendo agua, tomando un tentempié ligero o simplemente saliendo de casa a dar una vuelta. Recuerda que a veces es más aburrimiento que otra cosa.

Ese aporte de motivación que da comprobar que vas por el buen camino se transmite al resto. La gente que está a tu alrededor ya habrá hecho sus primeros comentarios, y es que la energía que desprendes no pasa desapercibida. Te animo a que sigas con esas ganas y ese buen rollo otra semanita más. Pasados estos 7 días volverás a ponerte «frente al espejo», verás cómo esto no ha hecho nada más que empezar.

BIENVENIDAS, AGUJETAS

En esta primera semana te darás cuenta de que hay partes de tu cuerpo que quizá ni sabías ni que existían, señal de que tu entusiasmo te ha llevado a exprimirte más de lo que debías y ahora solo puedes decir:

—¡Ay! ¡Ay! ¡Puñeteras agujetas!

Este no es el momento de descansar, de quedarse en el sofá panza arriba quejándose. Esos dolores que invaden cada milímetro de tu cuerpo seguirán ahí si no les das salida. ¿Lo mejor para quitarlas? Pues permíteme que te diga que no es con un vaso de agua y azúcar, sino con más movimiento. Sí, sí, con actividad.

> ROMPE EL MITO
>
> El elixir antiagujetas no es un vaso de agua con azúcar, sino más actividad.

Las agujetas no son señal de rendimiento, sino de que tus músculos llevaban una temporada oxidados y al ponerles en movimiento se han producido microrroturas en esas fibras. No es que seas hipersensible a los estímulos, es que quizá tus esfuerzos han sido excesivos en tu primera toma de contacto y has querido pasar de 0 a 10 en unas pocas sesiones.

¿Todo el que comienza tiene agujetas? Bueno, te puedo decir que no siempre. Suelen tener agujetas las personas que durante un tiempo han estado inactivas y también aquellas que, aunque a diario hacen actividad, acomodan sus músculos a un entrenamiento donde el esfuerzo no varía de intensidad y los movimientos son siempre los mismos. Al cambiar de rutina de un día para otro de manera completa, ponen en marcha otras fibras que en su anterior rutina no empleaban.

La mejor manera de tener «menos» agujetas es realizar las primeras sesiones con control en tus esfuerzos. Este debe ir creciendo día a día de manera ascendente y gradual; de poco te servirá hacer una sesión a tope si al día siguiente no puedes ni mover las pestañas. Con esto no quiero decir que salgas de realizar la actividad o entrenamiento como si hubieses estado jugando a las canicas.

Además de continuar ejercitando el cuerpo, la mejor manera de «pasar de puntillas» por las agujetas es con una correcta alimentación después del esfuerzo y combinarlo con un buen descanso de 7 u 8 horas. Todo ello ayudará a la regeneración de las microrroturas que se producen en las fibras. Es importante que sepas que tus fibras no crecen y se ponen firmes durante el desarrollo de la actividad, sino después.

Las agujetas forman parte de este maravilloso viaje. Solo sabrán lo que es tenerlas como compañeras temporales los que como tú se han puesto manos a la obra, así que… ¡bienvenidas, agujetas!

Semana 2.
Por el buen camino

Han pasado 7 días y vamos a por otros 7. Acabas de zambullirte en un nuevo estilo de vida y estás con el típico subidón después de ver los primeros avances. Para continuar por el buen camino necesitas seguir ampliando tus conocimientos. *¡Go, go, go!*

Plan *food*

El procesado de los alimentos

Vamos a romper algunos mitos, hay quien asocia alimentos con el «apellido procesado» con productos poco recomendables en una dieta saludable. Pero si tenemos en cuenta que cualquier producto sometido a un proceso de transformación lo podríamos denominar «procesado», estaríamos limitando la alimentación a prácticamente nada. Los pasillos de los supermercados están repletos de productos que de una u otra manera han sufrido algún tipo de transformación.

Es casi inevitable que los alimentos no estén procesados.

El procesado no es algo moderno; desde siempre se han utilizado diferentes técnicas que deceleran la degradación de los alimentos, el adobo, la curación o la salazón son ejemplo de cómo nuestros antepasados se las apañaban para conservar la carne y el pescado cuando carecían de los medios actuales.

Tratar los alimentos para alargar su vida es una de las razones, pero hay más, en algunos casos se hace imprescindible por motivos de salubridad. El pescado, por ejemplo, es necesario congelarlo para eliminar el anisaquis. Además, con el procesado también se consigue modificar algunas de las características del producto inicial como son el sabor, el olor, el color, la textura y, ligado a ello, las propiedades nutricionales.

La luz, el agua, la temperatura, el oxígeno, el pH y los tratamientos físicos son factores que alteran la estructura de los alimentos. Es decir, la física y la química juegan un papel importante en la preparación y elaboración de lo que comemos. Sin entrar en tecnicismos, vamos a comentar algunos de estos procesos y cómo afectan al producto.

Las técnicas que tienen como protagonista el agua —como el remojo y la cocción— provocan una pérdida de propiedades, especialmente las vitaminas y los minerales solubles. Por otro lado, son necesarias para consumir algunas legumbres y cereales.

Aumentar o disminuir la temperatura de un producto ayuda a eliminar bacterias. De esta forma, congelando o hirviendo, conseguimos mejorar la conservación. El aumento de temperatura es uno de los factores más recurrentes a la hora de cocinar. Los efectos sobre el producto dependerán en gran medida de cómo apliquemos el calor: cocción, fritura, vapor, horno, brasa, plancha…

Los procesos físicos como el licuado, molido, batido, triturado o exprimido nos sirven cuando buscamos sobre todo un cambio en la textura y en el sabor del producto. Cuando sometemos a un alimento a estas transformaciones están más expuestos al oxígeno, así que conlleva la pérdida de algunas propiedades. De ahí que las mamis digan:

—Tómate el zumo rápido que se le van las vitaminas.

Hay ciertos alimentos que el organismo no es capaz de digerir directamente, así que mediante diferentes procesos se consigue transformarlos y hacerlos aptos para el consumo. Ejemplos de ello son el trigo, el grano de cacao o el de café. Todos tienen que pasar por la molienda para que los podamos consumir y elaborar otros productos derivados como son el chocolate, el café o la harina, muy utilizada en repostería y panadería.

Con el fin de aumentar las ventas, la industria alimentaria no cesa de buscar nuevas técnicas para procesar alimentos y hacerlos más atractivos en apariencia, sabor y color, y así hacer de ellos algo imprescindible en nuestra dieta. El mito de que los productos procesados no son saludables viene precisamente del abuso de los tratamientos, convirtiendo en algunos casos alimentos cuyo consumo debería ser muy sano en productos cargados de azúcares, sal, grasas y multitud de conservantes, colorantes..., reduciendo a mínimos su valor nutricional.

Los productos desnatados o con bajo porcentaje de grasa son una buena opción. Los productos integrales —pan, pasta o arroz integrales, entre otros —también son recomendables frente a productos más refinados sin apenas aporte de fibra. Es importante revisar los niveles de sodio; muchos productos procesados abusan de ello, por ejemplo, precocinados y caldos concentrados. Los productos integrales en algunos casos tienen altos niveles de azúcares y sodio para mejorar el sabor de la fibra. De ahí que insista en revisar el etiquetado y buscar un producto equilibrado, de nada sirve que sea integral si tiene muchísimos azúcares añadidos.

Opta por productos integrales, y bajos en grasa y sodio.

De manera coloquial, damos un valor añadido a los productos naturales, frescos o caseros. Sabemos que han sido tratados de forma respetuosa y eso a las personas que buscamos una dieta saludable nos da tranquilidad.

Cuando hablábamos de la composición de los alimentos hemos visto que tienen una estructura biológica que, inevitablemente, si actuamos sobre ella, sufre modificaciones. El valor nutricional de un alimento varía en función de cómo haya sido tratado. Por este motivo a la pregunta de si se puede comer de todo, la respuesta es «sí», pero hay que cuidar cómo, cuándo y cuánto. El «cómo» es el proceso al que es sometido el producto antes de ser consumido; el «cuándo» es el momento en que lo tomamos en función de la actividad que vayamos a realizar y la frecuencia con la que debemos consumirlo y el «cuánto» sería la proporción que debemos tomar.

Consumir productos frescos, que apenas hayan sido tratados y procesarlos directamente en casa es una buena forma de tener mayor control sobre lo que comemos.

¿CÓMO SE COME ESO?

Te voy a hacer una confesión: me declaro fan de los placeres de la vida. ¿Piensas como yo? Comer es más que una necesidad básica. No hay evento que se precie en el que no haya comida de por medio. Comemos todos los días varias veces, te invito a hacer de cada comida una celebración.

Desconozco tu experiencia en la cocina, pero si sientes que lo tuyo no es estar entre fogones te diría que es importante que lo intentes. Cocinar no es complicado, al menos en el ámbito doméstico, es cuestión de práctica y de ponerle interés. Sirve de poco ser meticuloso en la selección de alimentos y revisar el etiquetado al milímetro si nos desentendemos del proceso de cocinado.

Como hemos visto, el procesado de los alimentos no termina en la estantería del supermercado, cocinar es parte importante de ese proceso. Conocer y poner en práctica las técnicas más saludables hará que puedas comer de todo sin descuidar tu objetivo. Porque comer sano no es sinónimo de comer insípido, aburrido o monótono, todo lo contrario. Implicarte en la elaboración de tus platos hará que tengas una mente abierta a probar y te permitirá descubrir nuevos sabores y alimentos. Así que manos a la obra que vamos a divertirnos en la cocina.

Ya vimos en el apartado de las grasas que debemos consumirlas para un correcto funcionamiento de nuestro cuerpo. Están las grasas monoinsaturadas, de las cuales nuestro aceite de oliva es el mejor representante. La cocina mediterránea tiene como base este oro líquido, así que por supuesto va a ser pieza importante en tu cocina. Esto no significa que tengas vía libre para bañar de aceite tus platos, unos 20 gramos diarios es lo recomendado, esto equivale a 2 cucharadas soperas. Esta cantidad no se refiere únicamente a aliños, sino al consumo total; así que también cuenta el aceite que empleas al cocinar el resto de tus comidas.

La forma en la que cocines un producto va a definir su aporte nutritivo y valor calórico. Para que lo veas voy a poner de ejemplo la patata, que admite diferentes maneras de cocinarla y no te imaginas lo que cambia su aporte. Es un tubérculo rico en almidón con alto poder saciante y un aporte energético no muy elevado —77 kilocalorías por cada 100 gramos—; su valor nutritivo se concentra en los hidratos de carbono, contiene poca proteína y la cantidad de grasa en estado natural es muy baja. Tiene gran capacidad de absorción así que en procesos donde el aceite esté presente su valor calórico se puede disparar.

Vapor

Si cocinas la patata sin pelar apenas pierde propiedades. Rica en vitamina C y B es precisamente en el exterior donde se encuentran sus vitaminas. En cuanto al aporte calórico mantiene su valor natural unas 77 kilocalorías por cada 100 gramos. Como ves, tiene poquitas calorías, así que es una excelente forma de consumir no solamente patatas, sino otras verduras. Como consejo, para que resulte más sabroso prueba a añadir especias.

Asada al horno

La ausencia de agua hace que mantenga mejor sus propiedades. Es mejor asar la patata entera, porque ayuda a conservar sus propiedades y no incrementa calorías. En cuanto al aporte energético no sufre mucha variación, unas 90 kilocalorías por cada 100 gramos. Funcionan muy bien como guarnición.

Cocida

Como ya he comentado todo lo que esté en contacto con el agua pierde parte de sus vitaminas, en este caso influirá si se cuece con piel o sin ella, y el punto de cocción que se le dé. No suma muchas más calorías, 80 kilocalorías por cada 100 gramos.

En puré

Para hacer un puré primero se cuece, luego se tritura y después se le suele añadir algo de leche para que tenga una textura más cremosa y un toque de grasa —mantequilla, quesito o un chorrito de aceite—. Todo esto hace que pierda parte de sus vitaminas y contenga más calorías —unas 100 kilocalorías por cada 100 gramos—. Al estar triturado y cocido hace que el índice glucémico también aumente. Aun así, las cremas o purés son una buena opción para tomar verduras, tubérculos o legumbres.

Salteada

El aceite es un fluido y junto con el calor hace que se pierdan parte de sus nutrientes, en cuanto al aporte calórico suman unas 133 kilocalorías cada 100 gramos. Teniendo en cuenta que la patata es un pelín más dura que otras verduras, una opción sería cocerla un poquito y luego darla un golpe de sartén —ojo con el aceite—. Otras verduras como, por ejemplo, el calabacín, la berenjena o los espárragos trigueros no son necesarios cocerlos, basta con poner una gotita de aceite y a la sartén. Un truquillo, utiliza sartenes con antiadherente, además de ayudar a que los alimentos no se te peguen, consumirás menos aceite.

Frita

No sé si recuerdas pero había una serie de cosillas que estaban bajo llave... Bien, pues los fritos estaban en esa lista. La cantidad de aceite que se usa en las frituras unido en este caso a la capacidad de absorción de la patata hace que se dispare el valor calórico —300 kilocalorías por cada 100 gramos—. No solamente eso, sino que ese incremento de calorías vienen en forma de grasas saturadas. Solo decirte que hay muchas opciones de comer patatas y esta es una de las menos saludables, la decisión la tomas tú.

Frita de bolsa

Es el ejemplo de cómo un alimento de 77 kilocalorías por 100 gramos se convierte en una bomba que puede sobrepasar las 570 kilocalorías por cada 100 gramos. Grasas saturadas y con alto contenido en sal, es un producto nada recomendable en una dieta sana. Incluso consumiendo pequeñas cantidades puede descompensar tus macros diarios. Mi consejo es que si necesitas un tentempié escojas opciones más saludables.

Como puedes ver la forma de cocinar influye y mucho en el valor de un alimento. He mencionado solo algunas formas de cocción, hay más, pero en general quédate con lo esencial:

— Tomar en la medida de lo posible los productos frescos (vegetales y frutas) con piel.
— Cuanto más troceado, triturado y hecho esté el producto, más aumenta su índice glucémico. Controla el punto de cocción.
— Sé moderado en el uso de aceite. Unas 2 cucharadas soperas al día es la cantidad recomendada. Además, si utilizas aceite de oliva con sabor intenso ayudará a percibirlo y utilizarás menos cantidad (la intensidad del aceite no influye en las calorías que contiene).

— Desgrasa los caldos y utiliza papel de cocina para absorber el exceso de aceite de tus comidas.
— Evita frituras y *snacks* con alto nivel de grasas, sodio y azúcares.
— Vapor, cocción, plancha o el horno son excelentes formas de elaborar tus platos.
— Utiliza especias para dar sabor a tus comidas.

En el mundo de la cocina irás descubriendo un montón de cosas, ten una actitud abierta y prueba. Yo misma a diario me dejo sorprender, pregunto, investigo... a veces no me sale todo lo bien que esperaba y me lo como simplemente porque lo he hecho con toda mi ilusión, pero sigo intentándolo y al final, sale.

Somos agua

¿Cuántas veces has oído hablar de la importancia de beber agua? Mil, seguro. Pues este punto va precisamente de eso, quiero que te «empapes» bien de sus beneficios, rompas mitos y adquieras el hábito de hidratarte.

El cuerpo se compone en gran medida de este fluido —en torno al 75-80 % del peso—, e interviene en muchas de las funciones que realiza el organismo. Con estos datos es fácil averiguar que mantenerte hidratado es vital para desarrollar tu actividad diaria. Si recuerdas, cuando hablábamos de macronutrientes te comenté que el agua podría incluirse en esta clasificación, puesto que está presente en todos los alimentos que consumimos. Pero el agua que contienen los alimentos no es suficiente para cubrir las demandas de nuestro organismo; tomar unos 2 litros diarios de líquido es lo óptimo.

El agua es sinónimo de vida, podríamos estar más de 12 días sin comer, pero sin beber apenas aguantaríamos unos pocos días. Nuestro organismo no es capaz de almacenar agua, de forma que se la tenemos que suministrar diariamente para reponer aquella que perdemos. Cuando decimos que «tenemos una sed que nos morimos» es porque ya se está produciendo una situación de deshidratación, y la sed es la manera que tiene el cuerpo de avisarnos. Las altas temperaturas, la humedad o cuando realizamos ejercicio físico son situaciones en las que perdemos gran cantidad de líquidos.

Hidratarte antes, durante y después de la actividad es un imprescindible.

La contaminación, los alimentos azucarados, el consumo de alcohol, el tabaco, las grasas, el sedentarismo... son algunos de los factores que generan en el organismo residuos tóxicos que se terminan depositando en el tejido adiposo. Una buena hidratación permite eliminar esas sustancias nocivas y ganar en bienestar. Problemas como el sobrepeso, trastornos del sueño, alteraciones en la piel, estreñimiento, dolor de cabeza... están relacionados con una mala hidratación, así que haz de una botellita de agua tu fiel compañera.

El agua del grifo, aun siendo apta para el consumo, es preferible filtrarla para eliminar impurezas. Sabes que además de H_2O contiene minerales, calcio, potasio, magnesio, sodio... Y en función de los niveles minerales hay diferentes tipos de agua. Lo más recomendable es tomar agua mineral natural de mineralización débil, asociada a bajos niveles de sodio.

Que no te vendan la moto: el agua es el único alimento que tiene 0 kilocalorías, así que tomar agua es una buena forma de adelgazar. Además de activar el metabolismo y ayudar a quemar grasas, piensa que mientras tomas agua no estás consumiendo otro tipo de bebida o comida que sí aporta calorías.

El agua es el único alimento con 0 calorías.

Si te cuesta tomar agua, te voy a dar unas ideas para dar un toque de sabor y que te resulte más apetecible:

— Ya se comercializan aguas de sabores. Puedes hacerlas caseras añadiendo las cáscaras de lima, limón o naranja, conseguirás dar un toque diferente. También le puedes añadir trocitos de otro tipo de frutas, por ejemplo la manzana le van muy bien.
— Aromatizar el agua con hierbas es otra opción, toma nota, menta y hierbabuena.
— En lugar de tomar refrescos gaseosos, cargados de azúcares convierte las infusiones frías en tu forma de refrescarte.
— Los zumos de fruta (natural) también ayudan a mantenerte hidratado, pero ojo porque estos sí suman calorías y los azúcares de la fruta son de rápida asimilación.
— Toma fruta con alto porcentaje en agua, la sandía o el melón son dos opciones excelentes.

La gran pregunta es cuándo tomar agua, si antes, durante o después de las comidas. Ya he dicho que el agua tiene 0 calorías, así que su aporte calórico será nulo siempre. La ventaja de tomar un vaso de agua media hora antes de comer es que calmará la sensación de ansiedad.

Otra pregunta: ¿fría o caliente? Si lo que buscamos es hidratar el cuerpo, da exactamente igual. La diferencia está en que si tomamos agua fría el organismo tiene que hacer un esfuerzo para compensar la temperatura corporal, por eso decimos que activa el metabolismo. En cambio durante las comidas es preferible no tomar agua demasiado fría; en el estómago se está produciendo una combustión para digerir los alimentos, por tanto, es mejor tomar agua del tiempo y así no entorpecer la función que está desempeñando.

Con todo esto espero que tengas claro que hidratarte a lo largo del día es un hábito más que debes incluir en tu rutina para estar ENFORMA.

LA CULPA ES DE LA PORCIÓN

Sabemos que podemos comer de todo si cuidamos el procesado y la forma de cocinarlo, así conseguiremos una alimentación variada. Como además buscamos que sea equilibrada, tendremos que cuidar el tamaño de la porción. No todos tenemos los mismos requerimientos, así que el tamaño de la porción variará de unos a otros.

Desde pequeños nos educan para terminar lo que hay en el plato; así que servir la cantidad que debemos ingerir es una buena costumbre. Si la ración es escasa corres el riesgo de quedarte con hambre y repetir. Tu perspectiva será errónea, y al no visualizar toda la comida en su conjunto pierdes la noción de la cantidad. Creerás que has tomado un poco, pero recuerda que un «poco» y otro «poco» hará que consumas más de lo necesario.

Siguiendo en la línea respecto a visualizar la cantidad de comida que vamos a tomar, te digo que montar tu plato como si fuera uno combinado te permitirá ser consciente de lo que vas a comer. Por el mismo motivo, comer directamente de la fuente no te ayuda a controlar la porción. Si comes con más gente y hay que compartir un plato, por ejemplo, una ensalada o una tortilla, sírvete lo que vayas a tomar y no andes picando sin control.

Ya he dicho que cada uno tenemos unos requerimientos; sin embargo, en restaurante ponen la misma ración a una chica de 1,60 de estatura que no realiza ninguna actividad, que a un joven de 1,90, jugador de baloncesto. En este ejemplo se ve claramente que las necesidades son muy diferentes, en cambio la porción es igual. Como conclusión debes ser tú el que mida en todo momento lo que comes y tienes que saber parar cuando estés satisfecho.

PLAN *TRAINING*

TU DIARIO DE BITÁCORA *FITNESS*

Llevamos un ritmo de vida frenético. Si te pregunto qué has hecho ayer, quizá tengas que pararte a pensar; en 24 horas te han pasado tantas cosas que tienes la sensación de que el día de ayer ha ocurrido hace una eternidad. Tenemos demasiadas cosas en la cabeza, y la memoria a veces nos falla. Así que bolígrafo en mano, disponte a plasmar en tu diario de bitácora *fit,* todo lo referente a tu entrenamiento. Si lo llevas a cabo podrás ver tu evolución y progreso en el tiempo.

Aquí quedarán registradas tus sensaciones pre, intra y pos entrenamiento, así como el tiempo que has empleado en cada rutina, si has tenido molestias o si estabas tan pletórico que has incorporado un trabajo extra. Será la mejor manera de evaluar tu rendimiento con el paso del tiempo.

No confundas tu plan de entrenamiento con tu diario.

Tu plan de entrenamiento es el trabajo mínimo que deberías hacer en tu sesión y el diario de bitácoras *fit* es el resumen de lo que llevas a cabo ese día, completes o no el entrenamiento, además de añadir y explicar tus sensaciones. Otros datos que puedes incluir son tus medidas y peso inicial e ir completando las variaciones cada semana con sus fechas.

Introducción al peso libre, mancuernas

Y nos plantamos en la segunda semana, con nuevos retos. Si la primera la empleábamos para adaptar nuestra musculatura e ir aprendiendo la técnica, movimiento y tomar conciencia de la fuerza que tenemos con las máquinas, ahora vamos a introducir a nuestra rutina, el peso libre y con ello un nuevo artefacto: las mancuernas.

Las sesiones de esta semana van a combinar máquinas asistidas —peso guiado— con el uso de mancuernas —peso libre—. Introducir este tipo de material en la rutina dará a tus entrenamientos naturalidad en los movimientos y una mayor intensidad y rendimiento. Te indico las ventajas que tendrá para ti esta nueva incorporación:

— Mayor implicación y esfuerzo muscular. Se solicita el uso de músculos estabilizadores (llamados también secundarios) para mantener el equilibrio. Ahora son nuestras propias articulaciones las que guían los movimientos. Se necesita de un mayor número de fibras para poder realizar las ejecuciones y, por tanto, mayor implicación y esfuerzo.
— Naturalidad del movimiento. El rango de movimiento articular se amplía, tomando este, además, la forma natural de cada individuo. Los movimientos son más personales.
— Equilibrio postural y coordinación. Además del sistema muscular, pondremos a entrenar el sistema nervioso, la capacidad de coordinación y el equilibrio, fundamentales para llevar un buen ritmo en los movimientos.
— Ampliar la rutina con más ejercicios. Mayor variedad y versatilidad. Los ejercicios libres que permiten rotaciones amplían las opciones de trabajo en la rutina, posibilitando que se amplíen los planos de trabajo.
— Pesos progresivos. Las mancuernas tienen más opciones para subir o bajar de peso, estas suelen ir aumentando de kilo en kilo o incluso incremen-

tos de medio kilo. Puedes encontrar pesos livianos que van desde el 1/2 kilo hasta los 40 kilos o más.

— Equilibrio de fuerzas. Cuando hacemos ejercicios en los que necesitamos dos mancuernas en principio cogeremos dos del mismo peso. En las primeras sesiones te darás cuenta de si existe descompensación de fuerzas, es decir, si por ejemplo, al realizar un ejercicio de brazo, uno de ellos aguanta más repeticiones que el otro utilizando el mismo peso. Si esto sucediese, lo más coherente es trabajar esa debilidad y hacerla más fuerte. Para ello se incluiría en ese ejercicio una mancuerna más pesada para la extremidad que tiene menos fuerza, para ir compensando y ganando poco a poco fuerza en cada entrenamiento.

Como te indiqué la primera semana, hay que ser conservador y cuidar la técnica para evitar una posible lesión. Un entrenamiento no está mejor realizado por coger mancuernas pesadas. Aprender los movimientos libres y la velocidad de ejecución con ellas debe ser en esta segunda semana otro de los objetivos. Digo esto porque suelo observar cómo el sector masculino se envalentona cuando ven que otros hacen el mismo ejercicio pero emplean mancuernas más pesadas, y por no querer ser menos cogen unas más grandes. Seguro que te ríes porque o te ha pasado o lo has visto.

Si en la primera semana empleábamos 3 días con el combo perfecto donde el trabajo muscular se hacía íntegramente en máquinas asistidas, en esta segunda semana ampliaremos a 4 días el entrenamiento. Abriendo la sesión con el calentamiento de 10 minutos, continuando con el trabajo de máquinas más mancuernas. Si incluyes ese día la sesión abdominal y el trabajo aeróbico que no sea inferior a los 30 minutos, para ir ganando poco a poco fondo. Por último, realizar la vuelta a la calma con los estiramientos.

Para una mejor adaptación en el entrenamiento muscular se mantendrá la mitad de la rutina que se realizaba en máquinas asistidas y la otra mitad de esos ejercicios serán sustituidos por el mismo ejercicio, pero empleando las mancuernas. Comienza con poco peso para mitigar las posibles agujetas del día siguiente porque aunque el ejercicio trabaje el mismo músculo, los pesos libres hacen que se emplee más tensión y más fibras que con las máquinas no se llegaban a trabajar.

En un principio, cuando entrenas solo con máquinas te abstraes en cierta manera del entorno y pierdes la noción de lo que es el espacio de uso común. Cuando pasas a incluir peso libre compartes las mancuernas, discos, barras y el espacio con otras personas. Elige una ubicación donde puedas ejecutar los movimientos sin riesgos para ti y el compañero, recuerda que estás trabajando con cargas extras y debes tener mayor cuidado.

El orden de los factores sí altera el producto

Hace años que la etapa preescolar la dejamos atrás, y con ello las matemáticas, pero seguro que te enseñaron la ley de la suma, ¿verdad?, esa que dice que «el orden de los factores no altera el producto». Pues bien, en el entrenamiento todo suma, pero en este caso podríamos decir que existe la ley de la suma-*fit,* en la que el orden de los factores sí altera el producto.

Si quieres optimizar el entrenamiento, rendir, no poner en peligro tu masa muscular o quemar esa grasa que sobra, debes saber que hay que llevar un orden a la hora de realizar cada parte del entrenamiento.

El orden general de trabajo

Siempre, independientemente del objetivo, lo primero es el calentamiento, 10 minutos es lo que aconsejo, ya lo sabes. A continuación, se comienza con el entrenamiento muscular planificado al que le sigue la actividad cardiovascular y, por último, se cierra el entrenamiento con la vuelta a la calma y sus estiramientos.

RECUERDA

Calentamiento – Entrenamiento muscular –
Entrenamiento cardiovascular – Estiramientos

Tengo comprobado que los resultados no son fruto de la casualidad, sino de la causalidad, y por eso te confirmo que este orden no es aleatorio, tiene sus razones y te las voy a mostrar.

Los primeros 10 minutos están dedicados al calentamiento, como hablamos al principio de esta segunda semana. El objetivo es arrancar progresivamente los mecanismos del cuerpo y elevar la temperatura corporal. Ya sabes, elige una máquina aeróbica, bici, elíptica, cinta u opta por coger una comba y hacer unas cuantas series de saltos continuos.

Una vez el cuerpo tenga la primera marcha metida, es hora de coger pesas, mancuernas y mover los pesos de las máquinas. El motivo principal es maximizar la energía que nos suministran los músculos, el glucógeno. Si malgastamos esta energía realizando la actividad aeróbica primero, llegaremos a realizar el entrenamiento muscular sin combustible y no seremos capaces de dar intensidad al trabajo anaeróbico —pesas—, por lo que el rendimiento no será efectivo, además de poner en riesgo la degradación de masa muscular debido al catabolismo de las proteínas del propio músculo. Tu sesión de abdominales —si la tienes ese día— debes incluirla antes de la sesión aeróbica, recuerda que esta zona también es un músculo.

El entrenamiento aeróbico o cardiovascular va siempre después de las pesas; además de para preservar al músculo, por una razón principal: el uso de los depósitos de grasa. La base de esto es que ya has agotado tus reservas de glucógeno, por lo que la fuente de energía en este momento va a provenir durante los primeros 40 minutos de las calorías sobrantes y a partir de ahí, la energía la vas a obtener de tus depósitos de grasa. La intensidad aeróbica a la que debes trabajar ha de ser baja-moderada, en un rango de tu frecuencia cardíaca del 65 al 80 %. No solo basta con subirte a la máquina y arrancarla dando al *start* y poner velocidad, sino que debes estar enérgico en cada movimiento para elevar el gasto calórico.

Por último, pon el broche final realizando una correcta vuelta a la calma con ejercicios de relajación y estiramientos.

Los resultados que obtengas no son fruto de la casualidad, sino de la causalidad.

El tiempo es oro hasta en los entrenamientos. Si se quiere sacar rendimiento hay que hacer efectivo el tiempo y no dilatarle porque sí. Los tiempos que considero fundamentales para cada parte del entrenamiento son:

— Calentamiento: 10 minutos.
— Entrenamiento muscular: 45 minutos.
— Entrenamiento cardiovascular (aeróbico): 40 minutos.
— Vuelta a la calma: 10 minutos.

Emplear más tiempo entrenando no es sinónimo de rendimiento. El organismo da para lo que da y forzar la máquina a veces es poner en peligro nuestros objetivos, que ante todo deben ser saludables.

KEEP CALM &...

EL RITUAL DE LA COMIDA

Una de las cosas que nos diferencia de los animales es que para nosotros comer es algo más que tragar. Muchas de nuestras conversaciones son sobre temas relacionados con comida. Hablamos de ello antes, durante e incluso después de comer, nos deleitamos comentando lo bueno que estaba aquello o lo otro. Hemos convertido una necesidad básica como el comer en un acto social que nos sirve para estrechar relaciones o celebrar momentos especiales; en definitiva, compartir y disfrutar con familiares, amigos o compañeros de trabajo. Alrededor de este acto existe todo un ritual: el de la comida.

Hay una frase que me encanta y que a menudo suelo utilizar, y es la de «Comer es una necesidad, pero comer bien es un arte». Anteriormente he hablado de los alimentos desde el punto de vista de la nutrición, ahora ha llegado el momento de comentar todo lo que rodea al acto de comer.

Nuestro ritmo frenético nos lleva, en ocasiones, a no dedicar el tiempo y la atención que precisa. ¿Comer en menos de 20 minutos? ¿Incluso en menos de 10? ¿Frente al ordenador?... ¿Estamos locos? No somos un coche al que se le echa gasolina y tiras millas. Para mí, estar EN-FORMA es más que vernos bien físicamente, por lo que disfrutar de cada cosa que hagamos es fundamental. Andar con el tiempo justo o comer solo no es excusa para abandonar los pequeños detalles que dan sentido a este momento. Imagina que eres el anfitrión de una cena en tu casa, quieres que todo quede perfecto, ¿verdad? Pues te invito a que mimes tus platos a diario y tú serás el invitado más importante.

En primer lugar, nada de comer de pie en la cocina o de mala manera en una bandeja sentado en el sofá. Pon el mantel, servilleta, vaso, cubiertos y lleva a la mesa lo que vayas a necesitar para no estar levantándote a cada rato. ¿Qué me dices de los platos tan colocaditos que se curran en algunos restaurantes? Dan ganas de comerlos con solo mirarlos, y es que la presentación es importante. Incluso hay alimentos que no nos gustan demasiado pero que si los vemos con buen aspecto diríamos, que «Sí tienen buena pinta». Comemos por los ojos, así que emplatar de forma atractiva lo que vas a comer es algo que hay que cuidar. No hace falta que hagas un máster ni que le dediques media hora a organizarlo, bastará con que le pongas un poco de cariño.

Este cambio de vida que has iniciado estoy convencida que te envolverá. Muchos de mis clientes me comentan que sus familiares están sorprendidos de que se hayan metido a la cocina, especialmente esas madres que han estado peleando durante años y ya lo daban por imposible. Cocinan, preparan ellos mismos sus platos y disfrutan comiendo cosas que tenían vetadas desde hace años.

Siempre que sea posible come acompañado. Comer es un momento que se disfruta más si lo compartimos con alguien. Además, hará que dediques algo más de tiempo y comas más despacio.

Ya sea en casa, en un restaurante, en el campo o en el comedor de la cocina disfruta de uno de los mayores placeres de la vida: comer.

BUSCA TU LADO *FIT*

Hay una idea caduca que relaciona el *fitness* con cuerpos excesivamente musculados y dietas estrictas que limitan la vida social. Desde luego es fruto del desconocimiento, porque no tiene nada que ver con la realidad. Una vida *fit* es sinónimo de una vida activa en busca del bienestar, sin más. Significa que hay una manera sana de disfrutar de los amigos, de la comida y de las actividades.

Elegir una u otra opción definirá en gran medida tu estilo de vida.

Si te vas de vacaciones guarda en tu maleta unas zapatillas y algo de ropa de deporte, eso es una vida *fit*. Playa, montaña o ciudad, también puedes conocer tu destino saliendo a correr 30 o 40 minutos. Esto, combinado con unas series en unas escaleras que te encuentres por el camino o una rutina de ejercicios de suelo trabajando con tu propio peso será suficiente, no necesitas material. Siempre puedes optar por hoteles con gimnasio y sacar un ratillo para hacer algo de actividad.

Hay quien se va de vacaciones con un «todo incluido» y vuelve con 3 kilos más. ¿Por qué hay que llegar al bufé del hotel y comer como si no hubiera mañana? ¿No te han dicho que no es obligatorio probar todos los platos que ofrecen? Pues te lo digo yo, ¡no es obligatorio! Elegir lo que mejor se adapte a tu planificación y ser proporcionado con las cantidades, eso es *fit*.

Ponte en situación: viernes noche y quedas con los amigos para desconectar de la semana, junto con el vino que has pedido te ponen un torrezno de tapa. No es imprescindible comerlo, basta con decir «No, gracias», eso es *fit*. Puedes seguir disfrutando con los amigos sin meterte entre pecho y espalda todo lo que te van poniendo por delante.

Bajarte dos paradas de metro antes y caminar hasta el trabajo, dejar el ascensor y subir andando las escaleras, eso es *fit*.

Tienes un pollo en casa listo para cocinar, ¿cómo lo haces asado o frito? Asado. Has quedado para pinchar algo a la hora del vermut, ¿pides mejillones en vinagreta o patatas bravas? Mejillones en vinagreta. Hora de merendar, ¿tosta de jamón con tomate o palmera de chocolate? Tosta de jamón con tomate. Siempre hay opciones, solo tienes que buscar la opción más *fit*, la más saludable.

La forma de cocinar también puede ser *fit*. La afirmación de «todo lo que está bueno, engorda» no es cierta; hay millones de platos buenísimos sin ser una bomba de calorías y grasas para tu cuerpo. Se puede comer de todo, pero como ya he dicho, hay que cuidar la forma de cocinarlo, el tamaño de la porción y valorar la actividad que vas a hacer después. Te animo a que busques tu lado *fit*.

Motivación constante

¿Quién no ha empezado algo y al poco tiempo lo ha terminado abandonando? A la vuelta de un viaje al extranjero te das cuenta de que necesitas aprender inglés ya mismo, y te apuntas a clases; te descartan de una oferta de trabajo por no tener el carné de conducir y decides que ha llegado el momento de sacártelo; te pones malísimo con una bronquitis y te prometes a ti mismo dejar de fumar... Buenos propósitos que se empiezan con muchas ganas, pero que no siempre cumplimos.

Tener un motivo es necesario para iniciar cualquier proyecto, pero no suficiente para terminarlo con éxito. Es imprescindible que la motivación esté presente en todo el proceso. Será el plus que te impulse a mantenerte firme en tu conducta y lograr cumplir el objetivo planteado.

Mantener viva la motivación es algo que se puede trabajar. No todos los días te encuentras igual, ni física ni emocionalmente. Si entras en la oficina y dices:

—Hoy me he levantado con el pie izquierdo, mejor ni me hables.

Lo que haces es recrearte en esta idea negativa, y efectivamente tendrás un día de perros. Pero si por el contrario decides cambiar de actitud, esbozar una sonrisa y pensar en positivo, mejorará. Debes ser tú quien defina cómo va a ser tu día. No esperes a que pase algo bueno o malo, simplemente levántate predispuesto a superar todo lo que se te ponga por delante.

Para resolver obstáculos es necesario, por una parte, el conocimiento de cómo hacerlo, y por otra, la voluntad y las ganas de superarlo. El «cómo» lo resolverás preguntando, leyendo, estudiando... Y las «ganas», las encontrarás en una la actitud positiva. Ten siempre presente el motivo que te llevó a dar el primer paso y visualiza dónde quieres llegar.

Busca los motivos que impulsen tu motivación.

Si crees que tu entorno no importa, te confirmo que sí y mucho, para bien y para mal. La motivación no solo la encontramos dentro de nosotros; en ocasiones es necesario que alguien te dé una palmadita en la espalda y reconozca tu esfuerzo. Otras veces lo que necesitas es que alguien te eche la bronca para cargar las pilas. Rodéate de personas que se alegren de tus logros y te animen a conseguir tus metas. La envidia es un sentimiento que hace el deseo del fracaso ajeno, así que deja a un lado ambientes que resten y busca aquellos que solo sumen.

Vamos a repasar algunos aspectos que debes tener en cuenta para conservar las ganas iniciales:

— Llevar un seguimiento de tu evolución es muy útil para valorar lo que ya has conseguido. Ver tus avances cuantificados en números o gráficas te animará a seguir en la lucha por tu objetivo.
— Visualiza tu objetivo ya cumplido. Recréate en las sensaciones y beneficios que te reportará el hecho de conseguir lo que te has propuesto.
— Piensa en lo que pierdes. Si durante el camino tropiezas y quieres dejarlo, mira hacia atrás y valora el esfuerzo, tiempo e incluso dinero invertido. Quizá te sirva de impulso para no tirar a la basura lo que tanto te ha costado.
— Recompensa el trabajo bien hecho. Hazte un regalito de vez en cuando... ¡Te lo mereces!
— Que todo el mundo se entere. Si le cuentas a tu entorno cuáles son tus pretensiones te sentirás obligado a no abandonar. El miedo a perder tu reputación y que la gente se entere de que no has sido capaz de hacer lo que te habías propuesto te hará sacar esa garra que llevas dentro para continuar.
— Apóyate en personas con similares objetivos a los tuyos. Compartir experiencias, conocimientos y aficiones es muy enriquecedor para seguir creciendo. Hay grupos que se juntan para hacer diferentes actividades como correr o patinar. A través de la red también puedes unirte a grupos afines a tu nuevo estilo de vida. Foros, blogs o perfiles en redes sociales crean comunidad.
— Ten presente imágenes o frases que te motiven. Parece mentira el poder que tiene una imagen o una

> palabra si se visualiza o se escucha en el momento exacto. Así que si lo ves necesario, planta una foto de un pivonazo en la puerta del frigorífico que te recuerde a dónde quieres llegar.

No olvides que la clave para mantener el entusiasmo es tener en mente un pensamiento positivo.

FRENTE AL ESPEJO

Otra semanita más. Llega la hora de mirarse en el espejo, de chequear esos objetivos conseguidos y de disfrutar de los avances. Mírate y remírate porque ahora sí, los cambios son más que evidentes. Esa talla de la que hablábamos la semana anterior ya la has bajado. Tu cuerpo empieza a ganar en tonicidad, así que la ropa te sienta mucho mejor. Todo esto hace que ganes en autoestima, energía, dinamismo y que te apetezca hacer cosas que nunca te habías planteado.

Te propongo que realices un ejercicio de recompensa, piensa en algo que te gustaría hacer y prémiate con ello. Voy a ponerte unos ejemplos para darte unas cuantas ideas…

Tu forma física está mejorando considerablemente y con ello tu capacidad de resistencia, así que hay retos para los que ahora te sientes con fuerza. ¿Habías pensado alguna vez en competir en una carrera popular? Cómprate unas mallas chulas o tus zapatillas favoritas, y estrénalas en ese reto que en otro momento ni se te pasaba por la cabeza y ahora está a tu alcance.

¿Qué me dices del surf? Es un deporte que requiere de una buena condición física. Además, estando en la playita andamos ligeros de ropa y hay que enseñar mucha piel... Quizá por estos motivos antes no te veías practicando esta actividad. Apúntate a un cursillo y plántate el bikini o el bañador, ha llegado el momento de lucir tu *body* y moverte como pez en el agua. Lo del surf es una opción, claro está que hay muchas actividades a las que ahora puedes plantarle cara.

¡Ah! Esas camisetas un poco ajustadas que te marcaban el michelín, ese vestidito entallado con el que no te terminabas de ver porque no estabas satisfecha con tu silueta, esos tirantes que no te gustaban demasiado porque no estabas contenta mostrando tus brazos... En fin, cada uno tiene sus complejos pero es el momento de vencerlos y darte un capricho.

¡A lo *Pretty woman*! Elige prendas que antes ni te hubieras llevado al probador y pasa el rato viéndote con ropa diferente. Te entusiasmará comprobar cómo tu cuerpo ha cambiado y ahora te gustas con cosas con las que antes directamente no te veías. No te compres demasiada ropa porque tu cuerpo seguirá cambiando pero si tu economía te lo permite prémiate con algún modelito.

Pásatelo bien frente al espejo.

Cuando te sientes bien te invaden las ganas de cuidarte aún más, así que una buena recompensa puede ser un tratamiento de belleza. Ir a un *spa* o darte un masaje mejorará el estado de tu piel. La autoestima te lleva a mostrar más tu cuerpo, así que la depilación permanente o el solárium son ejemplos de tratamientos para verte mejor.

Estás en el ecuador de tu reto ENFORMA, y el trabajo bien hecho hay que valorarlo. Da una vuelta a las ideas que te he planteado o piensa en otras, pero sobre todo, valora lo que estás haciendo y… date el capricho.

SEMANA 3. VIENTO EN POPA A TODA VELA

Nuestro barco marcha «viento en popa a toda vela». Nuevos conceptos que te permitirán llegar a buen puerto en pleno estado de forma.

PLAN *FOOD*

PRODUCTOS *LIGHT*

Avanzan las semanas y tenemos que ir puliendo ideas y aclarando ciertos temas. Ahora nos adentramos en el mundillo de los productos *light,* desnatados, dietéticos, 0 % grasa... Los venden como una utopía para adelgazar, pero, ojo, no es oro todo lo que reluce.

Cuando te propones modificar tu estilo de vida con el objetivo de ganar en salud y sentirte mejor con tu físico, tiene que haber una voluntad real de cambio. Si pretendes seguir acompañando de salsas tus platos, tomar copas cuando sales de fiesta o sentarte a ver una película con tu bolsa de patatas fritas, déjame que te diga que no vas a llegar a cumplir tus objetivos. De nada sirve que la salsa sea *light,* el refresco de la copa sea *light* y que las patatas sean *light,* sustituir un producto por su equivalente *light* no soluciona los problemas de una mala alimentación. Para lo único que te servirá será para acallar las voces de tu conciencia.

El único alimento 0 % calorías, azúcares y grasas es el agua. Algunos conciben la etiqueta *light* como una licencia para comer sin restricción, sin pararse a pensar en qué consiste exactamente la reducción a la que han sido sometidos. Para que un producto pueda considerarse así, la cantidad de grasa debe ser un 50 % menor que el mismo producto en su versión original, y se rebajará un 20 % en cuanto a las calorías se refiere. Para conseguir una disminución en las calorías muchos productos utilizan endulzantes artificiales. Pero el consumo excesivo de este tipo de edulcorantes no es saludable.

No pretendo satanizarlos, solo que seas consciente de que hay alimentos, que aun en su versión más rebajada, no deberían estar presentes en una dieta, y si lo están, que fuera de manera ocasional. Salsas preparadas, mayonesa, patatas de bolsa...

Vimos la importancia de analizar la información nutricional que aparece en el etiquetado. No dejes de chequearla solo porque aparezca un eslogan atractivo en el frontal del empaquetado. Técnicamente el fabricante no miente, pero sí utiliza el vocabulario de tal manera que te lleva a engaño.

«Sin azúcares añadidos», ponen. Y efectivamente no se le han añadido azúcares, pero si revisas la información nutricional es posible que sí aparezcan detallados, puesto que el alimento los contiene aunque no se los hayan añadido.

Sugar free o libre de azúcares: esto se utiliza como frase gancho en productos que de manera natural no tienen azúcares. Por ejemplo, un embutido de pechuga de pavo no tiene por qué tener azúcar. Decir que es libre de azúcares es una redundancia, y únicamente se utiliza para vender más.

Los productos desnatados son una buena opción: leche desnatada, yogur 0 % grasa o el queso batido 0 % grasa. En estos casos eliminan la nata y con ello la grasa que contienen. Sustituir el original por estas versiones te ahorrará calorías y grasas extra. Cuando el porcentaje de grasa es cero, está claro que ninguna de las calorías que contiene el producto provienen de grasas. Pero cuando aparece un texto que dice algo así: «98 % libre de grasas», interpretarías que solo contiene un 2 % de materia grasa, ¿verdad? Técnicamente el fabricante no miente, pero engatusa al consumidor para que no sea consciente de lo que en realidad significa.

Te lo demostraré con el ejemplo anterior: el «98 % libre de grasas» contiene 100 kilocalorías por cada 100 gramos de producto. En este caso, el 2 % de producto serían 2 gramos, que es la cantidad que proviene de la grasa. Como sabemos que cada gramo de grasa aporta 9 kilocalorías, estaríamos hablando de un total de 18 kilocalorías. Es decir, de cada 100 kilocalorías de producto 18 kilocalorías provienen de la grasa. Y un 18 % que se aleja mucho de ese 2 % que anuncia el fabricante.

Con este ejemplo te has dado cuenta de que las apariencias engañan, ¿verdad? Espero haberte convencido de que lo *light* no es sinónimo de sano.

SNACKS SALUDABLES

La moda de lo anglosajón hace que a nadie le suene raro la palabra *snack,* pero para entender bien su significado basta con traducirlo al castellano: «tentempié». La propia palabra lo dice, se trata de una ingesta que te ayuda a mantener tu actividad, «a tenerte en pie», hasta la siguiente comida. Debería ser una comida ligera, pero lo cierto es que si buscas en el supermercado la sección de *snacks* o aperitivos, encontrarás productos con alto aporte calórico y ricos en grasas, sal y azúcares. Las patatas fritas, las galletitas, el chocolate o los saladitos son los reyes de los *snacks* «no» saludables.

Una característica de esta comida es que no le dedicamos demasiado tiempo, así que es conveniente que no precise preparación y, si la necesita, que sea mínima. Dentro de tu planificación tienes que contemplar las comidas a media mañana y a media tarde. En principio estaríamos hablando del almuerzo y merienda para cubrir las 5 comidas diarias, pero si fuera necesario podrías valorar incluir alguna otra. Hay quien comienza su jornada muy pronto; si te levantas a las seis de la madrugada necesitarás hacer 2 tentempiés a lo largo de la mañana, por ejemplo, 1 a las nueve y media y otro sobre las doce y media.

Planificar las comidas es vital, pero hay que ser realista; en ocasiones la ansiedad se apodera de nosotros y si no tenemos a mano los productos adecuados terminaremos comiendo sin control alimentos nada recomendables dentro de una dieta saludable.

¿Sólido o líquido? Mi recomendación es que optes por productos sólidos. El hecho de que tengas que masticar ayuda a tener mayor sensación de saciedad. Además, te llevará más tiempo tomar algo sólido que un zumo o un batido, así que creerás que has comido una mayor cantidad.

La fruta puede ser un buen aliado para vencer estos momentos de crisis de los que hablábamos antes. Una frase muy recurrente es «una manzana al día mantiene al médico en la lejanía», y es que esta fruta es perfecta para tomar como tentempié. Bajo aporte calórico, requiere de una marcada masticación y si la tomas con piel es rica en fibra, ambas cosas le dan un alto poder saciante. Además, no necesita de una especial conservación, así que tener una en el cajón de la oficina o en el bolso seguro que te saca de algún que otro apuro.

Alimentos ligeros, sabrosos y nutritivos son la base de un buen snack.

Frutos secos, lácteos 0 % grasa, fruta, jamón, pechuga de pavo... son productos con los que te puedes preparar un excelente *snack* rápidamente. Te paso algunas ricas propuestas que con toda seguridad te alegrarán la mañana o la tarde:

— Manzana troceada con canela, unas cucharas de yogur desnatado y un par de nueces trituradas.

— Tosta integral de jamón con tomate y una mandarina.
— Brochetas de piña, queso fresco 0 % grasa y uvas. Más un puñadito de almendras.
— Montadito en pan integral de pavo con unas lonchas de tomate y unas cerezas.

Como ves, es cuestión de echarle imaginación y mezclar productos sabrosos, ligeros y nutritivos. Hay mil opciones, así que aburrirse es imposible. Haz que tus *snacks* sean un «carnaval».

Plan B a las intolerancias

Una de las primeras preguntas que hago a mis clientes es si tienen alguna intolerancia o alergia, pues evidentemente afectará a los productos utilizados en la planificación de comidas. Si es tu caso, no te desanimes, te aseguro que esto no supone un obstáculo para alcanzar tu objetivo. Antes de analizarlo en profundidad, quiero aclarar que el «No me gusta» no es ni una intolerancia, ni una alergia. Así que vamos a dejar los prejuicios hacia ciertos alimentos, traumas infantiles, manías o cualquier tipo de aversión psicológica aparte.

Una intolerancia es la incapaz o dificultad a la hora de digerir una sustancia. Hace unos años nos limitábamos a decir «Esto o lo otro no me sienta bien», pero ahora el diagnóstico ha hecho que podamos hablar de intolerancias alimenticias. Lo primero para detectar el problema es escuchar a tu cuerpo. Si habitualmente te encuentras mal después de comer, debes pensar qué es lo que has comido y hacer un seguimiento para comprobar si en efecto cada vez que consumes ese alimento tu cuerpo reacciona. Ir al médico para hacerte un chequeo es lo más recomendable, él pondrá nombre al problema.

Se tiende a confundir alergia con intolerancia. La reacción a un producto alérgico es mucho más agresiva y peligrosa que a una intolerancia, puesto que en ella interviene el sistema inmunológico. La intolerancia también produce una reacción, aunque generalmente de carácter más leve. En este caso el sistema inmunológico no interviene.

Los síntomas con los que se manifiesta una intolerancia suelen estar relacionados con malas digestiones y problemas gastrointestinales, pudiendo también ocasionar problemas musculares y óseos. Las intolerancias han obligado a la industria alimentaria a reaccionar para adaptar sus productos. Hay varios tipos de intolerancias, pero podríamos decir que las más comunes son la intolerancia a la lactosa y al gluten (celíacos).

La intolerancia a la lactosa consiste en la dificultad a la hora de digerir el azúcar de la leche. La famosa lactosa está presente no solo en la leche, sino también en sus derivados. El principal problema para los intolerantes a este componente es que puede estar presente en productos que en principio no tendría por qué contenerlo, por ejemplo, algunos precocinados o caldos concentrados.

Los problemas que provoca son, especialmente, de tipo gastrointestinal: gases, presión abdominal, vómitos, diarrea... Sin embargo, hay quien no está incapacitado, aunque sí limitado para consumir alimentos con este azúcar; es decir, en bajas proporciones no les supone ningún problema. Por este motivo existen productos bajos en lactosa y sin lactosa. También se comercializa leche de origen vegetal como la leche de soja, de arroz, de almendras, de avena... Como en todo, es cuestión de probar. No te olvides de revisar la información nutricional, en este tipo de productos hay muchas diferencias en los aportes calóricos, de azúcares...

La intolerancia al gluten se presenta como un trastorno en el intestino al ser incapaz de procesar el gluten. Este es una proteína que se encuentra en muchos de los cereales que consumimos. El trigo, la cebada o el centeno la contienen. Aun siendo consciente de que si presentas esta intolerancia la arrastrarás de por vida, debes saber que puedes llevar una vida normal, aunque deberás asumir que el cuidado de la alimentación es una tarea que no puedes descuidar.

El número de personas afectadas por esta intolerancia no es despreciable, las marcas se han dado cuenta de la importancia de ofrecer productos adaptados, así que son muchas las que han sacado su línea de productos sin gluten. El elevado coste es un hándicap, por ello las administraciones ya empiezan a ofrecer las primeras ayudas económicas para personas con este problema.

Te voy a hacer una aclaración sobre los productos sin gluten. Hay una creencia popular que asocia a los productos sin gluten con alimentos dietéticos y bajo valor calórico. Esto es completamente falso, el producto con la etiqueta «sin gluten» simplemente ha sufrido una adaptación para personas intolerantes a este componente, pero a nivel nutricional es prácticamente igual.

EL FONDO DE ARMARIO EN TU DESPENSA

Vaquero, camisa blanca, pantalón negro... son prendas básicas que con toda seguridad te sacarán de más de un apuro. Tenemos claro los imprescindibles en nuestro fondo de armario, pero ¿y en tu despensa? Te voy a dar unos apuntes de lo que no puede faltar en una saludable.

El imprescindible entre los imprescindibles: el aceite de oliva. Ya he comentado que es la base de nuestra cocina, así que no puede faltar. Seguro que junto a este, guardas otros clásicos, la sal y el vinagre. Pues yo te diría que al lado también coloques las especias —pimienta, perejil, pimentón, orégano...—, así no te olvidarás de ellas en el momento de aliñar tus platos.

Cereales y legumbres son alimentos que aguantan durante mucho tiempo y muy socorridos. Reserva un sitio en la estantería para un paquetito de arroz integral, otro de lentejas, cuscús, garbanzos y alubias. La pasta es otro producto recurrente en cualquier despensa, elige la modalidad que más te guste —tallarines, macarrones...— siempre que sea integral.

Las conservas son otro gran aliado. Hemos dicho que siempre es mejor consumir productos frescos, pero hay verduras, legumbres y pescados con aportes muy equilibrados que, sin duda, son una buena solución, especialmente si no contamos con mucho tiempo. Guisantes, maíz, habitas, garbanzos cocidos, atún natural, champiñones, espárragos, pimientos... son perfectos para hacerte una rica ensalada en cualquier momento. A las frutas en conserva también hay que darles su lugar, piña, pera o melocotón en su jugo son buenos ejemplos.

Qué decir de mi botecito de golosinas saludables, un *mix* de frutos secos que no falte nunca. Opta por nueces, almendras, pistachos, piñones, avellanas, pasas o cacahuetes en estado natural, evita las versiones fritas o saladas. Son un excelente acompañamiento para casi todo, además de servirte como *snack* saludable, también te ayudarán a dar un toque a ensaladas y guisos. Puedes incluir como aperitivos de emergencia algunos encurtidos, como los pepinillos y las cebolletas en vinagre.

En la sección de bebidas el agua mineral natural es la base de la vida, así que siempre en abundancia. El estante de la leche nunca bajo mínimos, es un alimento básico y con margen de caducidad así que cuenta siempre con unos cuantos *bricks*. No te olvides que deben ser versiones desnatadas y leches vegetales como la de soja. Da una oportunidad a las bebidas de avena o almendra.

Fuera de la despensa y dentro del frigorífico encontramos los huevos. En el cajón de las verduras no puede faltar la cebolla; esta es junto con el aceite, la base de muchos de nuestros platos. Yo también incluiría patatas y zanahorias.

Bien, pues ya tienes una buena base para una despensa saludable. A esto le faltarían los productos frescos y de temporada —frutas, verduras, carnes y pescados—, pero eso ya lo dejo en tus manos, puesto que dependerá de la planificación de tu semana.

Comer fuera de casa

Para conseguir que unos hábitos saludables perduren en el tiempo es imprescindible que se puedan adaptar a las situaciones que se presentan en tu vida cotidiana. La finalidad última de este estilo de vida es estar saludable en todos los ámbitos, también en lo social. Así que tranquilo, no te eches las manos a la cabeza si te ves obligado a comer fuera de casa. Todo tiene solución.

Evidentemente si lo sabes con tiempo debes contar con ello en tu planificación, ajustar las demás comidas del día para cumplir con tus macros o aumentar tu actividad esa jornada te permitirá compensar ese posible desajuste. Pero si la necesidad de comer en un restaurante se presenta de forma imprevista puedes cuidar otros detalles.

Aléjate de restaurantes de comida rápida. Productos hipercalóricos con elevadas tasas de grasa invaden sus menús. Las franquicias de este tipo de comida se han dado cuenta de la preocupación por lo sano, e intentan enganchar a personas como tú incluyendo en sus menús ensaladas o productos «ligeros». Pero ni las ensaladas se escapan a las grasas, con porcentajes que pueden llegar hasta el 40 % del valor energético del supuestamente «plato saludable». Con toda seguridad la elección que puedas hacer en un restaurante de este tipo será del todo equivocada.

Ir al restaurante adecuado es la primera buena o mala elección, y evitando el *fast food* tus posibilidades de acertar aumentan. La cocina mediterránea está catalogada como una de las más equilibradas del mundo, así que un restaurante que se abandere de este tipo será una buena elección. Experimentar con nuevas gastronomías también puede ser divertido y sano a la vez, estoy segura de que también encontrarás platos con buen equilibrio nutricional en otros tipos de cocina.

Lo primero que vas a hacer es revisar la carta; hay que empezar por saber lo que te ofrecen para tomar una decisión inteligente. Busca la opción que más se ajuste a lo que tenías programado en tu *planning,* y no dudes en especificar al camarero cómo quieres que te lo preparen. Es habitual que nada más sentarte te pongan el pan y la bebida, así que corres el peligro de empezar a picotear pan antes de que te traigan la comida. Piensa que este bollito que te han traído será tu ración, así que si te lo comes en ese momento no lo tomarás después. En cuanto a la bebida ya sabes que no puede faltar el agua, pero si te apetece una copa de vino no lo dudes; un día es un día y hay que disfrutar.

Salsas aparte, por favor. En algunos sitios acostumbran a salsear el plato, es preferible que lo traigan separado y tú puedas controlar la cantidad. Este gesto puede marcar la diferencia entre un plato equilibrado y otro con un exceso de grasa. Lo mismo ocurre con los aliños de las ensaladas, debes ser tú quien la aliñe.

Cuida la porción de lo que comes. Las raciones son estándar para todo el mundo, y generalmente suelen ser generosas. Come solo lo que necesites, no tienes que acabártelo todo. A menudo el plato que has pedido viene acompañado de una guarnición con la que no contabas. Valora si entra dentro de una comida saludable. Unas verduritas salteadas, ensalada o unos pimientos asados son ejemplo de guarniciones equilibradas; pero, ojo, porque la reina de las guarniciones son las patatas fritas. Y ya sabemos el extra de calorías y grasas que esto supone.

Llega el momento del postre. Hay quien dice durante la comida que va a comer menos porque quiere dejar hueco para el postre. Es una dulce tentación y hemos dicho que hay que disfrutar, pero con mesura. En este punto tienes que valorar lo que has comido hasta ese momento, si has cometido excesos durante la semana o si tienes pendiente tu *cheat meal*. Comer fuera de casa no puede convertirse en «Me salto a la torera todo», así que valóralo. Hay que decir «No, gracias» y pasar directamente al café.

Cuidando estos puntos te será fácil salir del paso, y, sobre todo, seguir disfrutando de una vida social activa.

Plan *training*

Discos y barras en tu entrenamiento

Llevamos ya 14 días, 2 semanas completas, y seguimos aprendiendo nuevos métodos y formas de entrenar. Esta tercera semana el entrenamiento va a ser aún más libre y mucho más motivador, vamos a trabajar con barra y discos.

No hay que acomodarse, estamos hechos para movernos y hacerlo con total libertad de movimiento. Esta libertad la vamos a aplicar en el entrenamiento introduciendo nuevos ejercicios donde necesitaremos de un mayor esfuerzo y control postural del cuerpo. Con las barras y discos utilizamos más fibras y llegamos a trabajar las más profundas. Además, debes saber que cuanto más intensidad se ponga, más te esfuerces, más te muevas y más impliques la musculatura, ¡más calorías quemarás!

Introducir este nuevo material a tu entrenamiento dará una mayor calidad en tono muscular y unos cuantos beneficios extra más. Cuando entrenas con estos pesos libres no hay guías, ni recorrido marcado, te sirves de tu movimiento natural. Al necesitar de ambas extremidades se precisa de la coordinación para llevar el movimiento correctamente. Entran en acción músculos estabilizadores, como el abdomen, que se pone a trabajar en un segundo plano para mantener el equilibrio.

Los movimientos que se realizan siguen una trayectoria natural, no hay limitación, ni en rango ni en ángulo, son movimientos multiplano. Mayor implicación que requiere de mayor esfuerzo, esto también da mayores resultados, puesto que se trabajan fibras más profundas, aumentando el rendimiento de la actividad.

Unión cuerpo-mente, por eso es tan importante la actividad diaria, y es que el cerebro también entra en acción. El cuerpo no solo tiene que hacer el movimiento en sí, sino que necesitará de la mente para poder tener una mayor concentración en la técnica, la postura y el movimiento.

Como ya sabemos que el «tiempo es oro», tener una organización también es importante. Antes de comenzar el ejercicio asegúrate de tener los discos que vas a necesitar; por un lado, para no perder tiempo buscándolos y, por otro, para cumplir con el tiempo de descanso entre las series.

Es importante que los principiantes —*dummies*—, al introducir peso libre en sus sesiones, no empiecen con los pesos que colocaban en las máquinas de poleas. Este «no era real», con esto te quiero decir que el peso de tiro empleado en las máquinas es menor que el utilizado en los pesos libres.

Tus piernas, tus pilares

Las casas no se empiezan por los tejados, todas se sostienen sobre unos pilares fuertes y armados. Lo mismo sucede con el cuerpo; las piernas son nuestro sostén diario, nos aguantan de pie, nos permiten saltar, trasladarnos de un lado a otro, se recogen, se estiran y, sin embargo, son las eternas olvidadas en los entrenamientos.

Los miembros inferiores cubren una parte importante de la masa muscular del cuerpo —aproximadamente dos terceras partes— y, por tanto, deben tener una rutina de entrenamiento como tal. En la mayor parte de los ejercicios, cuando se trabajan otros grupos musculares, las piernas están activas y la fuerza también se transmite a través de ellas. Tener unas piernas trabajadas nos dará mayor equilibrio, firmeza, fuerza y una mejor proporción con respecto al resto del cuerpo.

Así llamo a estos ejercicios de piernas, «los básicos», desde mi punto de vista los más completos, que te harán trabajar tanto las piernas como los glúteos y que no deberían faltar en tu rutina de entrenamiento:

SENTADILLA	POSICIÓN
	De pie, espalda recta, abdomen contraído, piernas un poco más abiertas que la anchura de los hombros. Poner sobre los hombros barra con discos.
	MOVIMIENTO
	Flexionar las rodillas hasta que los cuádriceps (muslos) queden paralelos al suelo y volver a la posición inicial.

LUNGE	POSICIÓN	De pie, piernas separadas a la altura de los hombros. En cada mano una mancuerna.
	MOVIMIENTO	Piernas separadas, se da una zancada al frente con la espalda recta, la pierna que se adelanta debe mantener el equilibrio en el desplazamiento hasta su completo apoyo. La pierna que no se mueve realizará una flexión de rodilla ligera sin apoyar en el suelo.
PESO MUERTO	POSICIÓN	De pie, con ellos a la altura de los hombros, espalda recta y abdomen contraído, colocar la barra y disco por delante.
	MOVIMIENTO	Inicio cogiendo la barra a la altura de los hombros, lo más pegada al cuerpo, y continuar el movimiento hasta llegar a la posición vertical. La espalda siempre como un bloque, esta no tira de la barra, sino que el movimiento se imprime desde las caderas. Cabeza erguida y pecho siempre firme y de frente. El movimiento final es igual pero descendiendo con la barra.
SENTADILLA SUMO	POSICIÓN	De pie, con ellos más abiertos que la anchura de los hombros.

SENTADILLA SUMO	MOVIMIENTO	
	Inicio completamente vertical. Espalda siempre perpendicular al suelo. La pesa descendiendo con el movimiento del cuerpo hacia abajo pero sin llegar a tocar el suelo, momento para realizar el movimiento de retorno a la posición inicial. Siempre imprimir fuerza con los glúteos.	
ELEVACIÓN DE TALONES	POSICIÓN	
	De pie, apoyar el primer tercio de uno de los pies al límite de un peldaño. Coger mancuerna o disco con una de las manos, y la otra emplearla de apoyo en la pared. Espalda siempre recta.	
	MOVIMIENTO	
	Elevar el talón realizando la máxima amplitud de movimiento hacia arriba, mantener unos segundos y volver al punto de inicio y repetir. Espalda siempre recta. Coger una pesa con ambas manos.	

Según mi experiencia, una vez tengas regularidad en tu rutina diaria y estés ENFORMA deberías incluir en tu semana, dos días de trabajo de pierna.

NO *GYM,* NO *PROBLEM*

Ya sabemos que los pretextos no queman calorías y tampoco te van a poner en el camino para estar ENFORMA. No hay excusas, falta de tiempo o el no acudir a un gimnasio, mientras tengas ganas y un cuerpo que mover, el ejercicio no te debe faltar.

Haz de cualquier lugar tu gimnasio.

El parque, las escaleras de la plaza, el monte, la calle... son lugares donde disfrutar al máximo del ejercicio al aire libre y dar usabilidad también al mobiliario urbano para poder llevar a cabo una rutina de entrenamiento —por supuesto siempre con respeto al mobiliario, que es de todos. No somos vándalos—. También puedes hacer ejercicio sin tener que salir de casa. No hay excusas para no estar ENFORMA y contraatacar el sedentarismo. Con una pequeña inversión y un cajón donde guardarlo podrás crear tu mini *gym* particular. Te propongo para ello hacerte con el siguiente material que encontrarás en cualquier tienda de deporte, física o virtual.

Esterilla aislante

La emplearás para realizar ejercicios de suelo, como abdominales o estiramientos. La esterilla te aísla del suelo y hará más cómodo tus movimientos, a la vez que protege a tus huesos de la dureza del pavimento. Puedes realizar también sobre este material ejercicios de yoga y relajación.

Comba

Sirve para hacer un entrenamiento cardiovascular intenso y efectivo, con el que quemas calorías a la vez que tonificas piernas, abdomen y brazos. Te ayuda a entrenar la capacidad de coordinación y puedes hacer ejercicio simple, en el que solo saltes, o combinando en forma de circuito, por ejemplo, con mancuernas.

Es importante que a la hora de saltar lo hagas en una zona amplia y que el punto de impacto sea firme —no lo hagas sobre la alfombra—. Con solo 30 minutos saltando una persona de unos 60 kilos puede llegar a quemar aproximadamente unas 300 kilocalorías.

Mancuernas

Las puedes encontrar de peso fijo o ajustable. Siempre recomiendo hacerse con las ajustables por dos razones. La primera es que a medida que vayas entrenando te encontrarás mejor y tendrás más fuerza, lo que te pedirá más intensidad de carga. Este tipo de mancuernas te permite ir cambiando los discos y poner o quitar según tus avances y la zona que quieras trabajar. Recuerda que sin estímulos no hay progreso. Y la segunda razón que hay que tener en cuenta es optimizar el espacio. Estas vienen en un maletín o *kit* en el que se separa el agarre de los discos y seguros, lo que hace que no tengas las mancuernas rodando por la casa.

Gomas o bandas elásticas

La palabra para describir este material es versatilidad; pueden adaptarse a cualquier persona y a cualquier ejercicio, además no ocupan espacio, se pueden guardar en un simple cajón.

Hacerte con este material te permitirá trabajar la tonicidad, la resistencia y la flexibilidad, y dos cualidades físicas que favorecen tu estado de forma como son la coordinación y el equilibrio. Con las gomas o bandas se trabaja en tensión, lo que hace fuertes y firmes a tus fibras y crea unas bonitas líneas en tu silueta. Podrás ejercitar brazos, pecho, piernas, espalda y hombros. Muy recomendables también para personas que están recuperándose de una lesión, pues permite adaptarse a las posibles limitaciones de movimiento.

Este material hace que puedas llevarte el ejercicio en la maleta si sales de viaje. Ya te he dicho que no hay excusas para no moverse; el *gym* va donde tú vas.

Fit ball

Lo que viene siendo una pelota de goma de grandes dimensiones. Con esta superpelota puedes ejercitar y tonificar todas las partes del cuerpo —abdomen, espalda, pecho, glúteos, etc.—. Es otro material que trabaja las cualidades físicas como la coordinación, el equilibrio y la flexibilidad. También la puedes emplear como parte final de tu entrenamiento casero y hacer con ella los estiramientos.

Si tienes dolores lumbares hazte con una porque podrás realizar ejercicios nada invasivos o traumáticos que den a esa zona seguridad y no la comprometan a grandes esfuerzos. Te ayudará a corregir malas posturas. Para amortizarla aún más, la podemos dar un doble uso y emplearla como «silla» frente al ordenador. Trabajarás el equilibrio y te ayudará a tener una buena posición de tu espalda.

Si en tu casa tienes niños, con la *fit ball* también podrás involucrarles en la actividad y hacer del ejercicio un momento de diversión.

Si quieres un mini *gym* más completo y cuentas con un poco más de espacio y de dinero, hazte con una bicicleta estática para realizar el ejercicio aeróbico; una buena opción que dará también la salud a tu cartera porque es de las máquinas cardiovasculares más baratas. No obstante, puedes acudir a los equipos de segunda mano y abaratar costes. En cuanto a espacio, este equipo es de los que menos ocupa y el más manejable si quieres moverlo de una estancia a otras.

Soy fiel defensora del ejercicio como parte de una vida activa y saludable, por eso creo que al final el lugar o el material que empleemos no importa, siempre y cuando nos permita mejorar o mantenernos en un buen estado de forma. Por eso en mis redes sociales he querido dar mucha importancia al hashtag **#nogymnoproblem,** creando vídeos donde muestro que desde casa y con el empleo de material de uso cotidiano —como paños de cocina, *bricks* de leche, unas garrafas de agua o simplemente una silla— se pueden hacer rutinas para trabajar cualquier parte del cuerpo.

KEEP CALM &...

DULCE SUEÑO

No basta con cuidar la alimentación y llevar una vida activa realizando actividad física. Retomo la fórmula del éxito 80 % alimentación, 15 % entrenamiento y 5 % descanso. Ese 5 % no por ser el menor valor deja de ser importante; se necesita cubrir las necesidades de cada área para tener una vida equilibrada. Ahora toca hablar del buen descanso, así que solo puedo decir «*Keep calm* &... que tengas un dulce sueño».

Hay acciones que inevitablemente necesitamos realizar para vivir y de las que no podemos prescindir. Respirar, comer, evacuar, beber y dormir, sin ellas nos moriríamos. Si no respiras, te mueres; si no comes, te mueres; si no evacuas los residuos que genera tu cuerpo, te mueres; si no bebes, te mueres. Pues sí, lo has adivinado, si no duermes también te puedes morir. Pero no me voy a poner tremendista, solo quiero hacerte ver la importancia que tiene un buen descanso sobre tu estado físico y emocional.

Cuando no hay un buen descanso nos encontramos mal. No conciliar el sueño durante la noche repercute en tus comportamientos del día siguiente, produciendo un desequilibrio en el funcionamiento normal de tus hormonas. No puedes concentrarte, se te caen los ojos —lo que te lleva a abusar del café—, la cabeza está a punto de estallarte, estás irritable, tienes un humor de perros... Para poder tener energía acudes a *snacks* poco saludables, en la mayoría de los casos llenos de azúcares que aumentan tus ansias de comer, envolviéndote en un círculo nocivo de estrés nada saludable.

La falta de sueño está íntimamente relacionada con la ganancia de peso.

Cuando digo que la falta de sueño te hace ganar peso es por el desequilibrio que provocamos en el organismo. El funcionamiento de las hormonas que se encargan de regular el apetito y la saciedad se ve alterado, se despierta la sensación de apetito y somos incapaces de controlar los impulsos devoradores. Las calorías extras se almacenarán en forma de grasa. Por otra parte, cuando nuestro cuerpo realiza la fase de sueño profundo, se encarga de convertir la grasa en glucógeno —la energía del músculo—, pero si esta fase del sueño se ve perturbada, la grasa se acumula.

El descanso diario es la carga positiva de nuestra batería.

Mientras dormimos, el organismo realiza varias funciones para recuperar energía, el cerebro deja de compilar información y entra en estado de reposo, con lo que ayuda a liberar el estrés acumulado en el día. Puede parecer que durante la fase de sueño la actividad fisiológica queda reducida a mínimos, pero nada más lejos de la realidad. Además de respirar, mantener la presión sanguínea y cuidar los latidos del corazón, se realizan otras funciones con evidentes beneficios para el cuerpo.

Un buen descanso previene de enfermedades, puesto que el sistema inmunológico se refuerza durante las horas de sueño. Las células se oxigenan y los tejidos se regeneran, eso se manifiesta en un mejor tono muscular y una piel más luminosa. Podríamos decir que es el elixir de la belleza y la juventud.

No somos máquinas que nos desconectamos y automáticamente nos quedamos dormidos. El hábito del sueño hay que educarlo. Crear un espacio adecuado y establecer un horario te va a ayudar a conciliar el sueño. Una temperatura apropiada, el silencio, un buen colchón, una almohada adecuada y la ausencia de aparatos electrónicos son condicionantes ambientales.

Si contar ovejitas ya no te funciona para conseguir dormir, quizá debas revisar el ritual que realizas antes de meterte «al sobre». Cena ligero —entraremos en detalle en breve, pero te adelanto que una digestión pesada puede hacer que des mil vueltas en la cama antes de conseguir quedarte dormido—; date una ducha con agua caliente, te ayudará a relajarte; disminuye la actividad en las últimas horas del día, si realizas ejercicio de alta intensidad te activará demasiado y necesitarás que pase un tiempo prudencial hasta conseguir relajarte; y, por supuesto, evita tomar bebidas estimulantes. Un buen descanso es sinónimo de salud. Que tengas un «dulce sueño».

Cena ligero y descansa a pierna suelta

Habrás oído muchas veces el refrán de «desayuna como un rey, come como un príncipe y cena como un mendigo» —qué verdades tiene el refranero español—. Cuidar el momento y las cantidades es esencial para llevar unos buenos hábitos de vida saludable, y yo añado: y para mantenerte en tu peso.

Mantén la calma y… cena ligero. El momento de la cena es la clave para tener un descanso óptimo. ¿Qué suele pasar? Pues que llegamos a casa tan cansados que sentimos que nos hemos ganado una buena cena, vemos la última comida del día como «el premio» a una intensa jornada de trabajo, y no valoramos que después no vamos a hacer ningún tipo de actividad. No creas que eres un bicho raro, esto le sucede a mucha gente —entre los que me incluyo—. ¿Quién no se ha autorregalado una buena comilona para cenar? Si esto es un hecho puntual no hay nada que añadir, pero si se convierte en algo rutinario no vas por buen camino. Comer en grandes cantidades o comidas con exceso de grasas, más si lo haces por la noche, hará que tus digestiones sean pesadas y esto influirá directamente sobre tu descanso.

Cuando escribo estas líneas hablo en primera persona, yo también he tenido problemas para dormir y me ha tocado revisar mis hábitos antes de irme a la cama para lograr tener un buen descanso. En el momento en que comiences a preparar la cena debes ser consciente de no hacerla pesada y copiosa, si lo haces podrás perjudicar a tu descanso.

Es importante que no confundas ligereza con escasez. Cenar ligero es saludable y cenar escaso no, ten en cuenta que vas a estar muchas horas sin comer nada. Como ya he dicho, durante la noche tienen lugar algunos procesos vitales y tu cuerpo precisará de nutrientes y de algo de energía para realizarlos. Puesto que la cena es la última comida que hacemos antes de acostarnos, tu plato debe contener alimentos que no pongan a trabajar en exceso al sistema digestivo. Lo que cenes influirá directamente en la calidad de tu descanso.

Cenas abundantes lleva asociada una digestión pesada, lo que obligará al organismo a centrarse en este proceso. Es decir, aunque te encuentres cansado el organismo está a pleno rendimiento, y se hará difícil conseguir el reposo necesario para conciliar el sueño.

Una cena ligera es el primer paso para empezar bien el día siguiente. Si cenas mucho te levantarás sin apetito, de manera que para ti el desayuno será algo secundario. Es posible que ni desayunes o te plantes en la oficina con un mísero café. Empezar así el día hará que el resto de tus comidas estén descompensadas. Llegarás a la comida con un hambre voraz y comerás en exceso, así que a la hora de merendar estarás sin hambre y en la cena de nuevo caerás en los excesos. Haciendo honor a otro refrán español, «es la pescadilla que se muerde la cola».

Para dormir como un bebé, dos son las preguntas que debes hacerte antes de cenar: qué y cuándo.

¿Qué debo cenar?

Verduras, carnes magras o pescado blanco. También las cremas y consomés son una buena opción, aunque en estos casos te recomendaría que los acompañaras con algo más que precise de masticación. Evita grasas y alimentos con alto índice glucémico; los dulces mejor en el desayuno.

¿Cuándo debo cenar?

Cenar e inmediatamente después irse a la cama no es una buena costumbre, porque sentirás la sensación de pesadez, además, el cuerpo no tendrá tiempo de quemar calorías. Cena una hora u hora y media antes de irte a dormir, te encontrarás mucho mejor. Si tuvieras algo de hambre, puedes tomarte medio vasito de leche templada. La composición de la leche ayuda a la segregación de serotonina y melatonina que facilitan la conciliación del sueño.

FRENTE AL ESPEJO

ENTRENAMIENTO INVISIBLE

Lo has cogido con tantas ganas que ahora mismo seguro que si te plantease tomar unos días de descanso me dirías:

—No, no, ahora no, me veo muy bien y quiero más.

Entrenar el cuerpo haciendo ejercicio físico contribuye a darnos equilibrio, salud, un buen estado de forma y a aumentar la autoestima. En estas semanas te has ido reeducando en muchos sentidos, podríamos decir que te has ido entrenando en hábitos de vida saludable. Hacer tuyas nuevas costumbres lleva su tiempo, nada tiene que ver con levantarse una mañana y decir «Hoy llevo puesto unos vaqueros y una camisa blanca». Los hábitos de vida no se llevan puestos, hay que aprenderlos e incorporarlos a tu vida de forma gradual.

Párate frente al espejo y analiza en qué has cambiado. No física —que a la vista está— o emocionalmente, que se percibe viendo la sonrisa que luces. La pregunta iría más bien enfocada a que hagas un análisis de los hábitos que has cambiado. Cómo de manera natural tomas decisiones muy diferentes de las que antes hubieses tomado. Cómo hay acciones que te salen solas sin apenas pensarlas porque empiezan a ser tuyas, porque ahora sí empiezas a disfrutar de ser, en el más amplio sentido de la palabra, *fitness*.

Como entrenadora personal, mi objetivo es sacar la mejor versión de ti. Mira, se me acaba de ocurrir, a partir de este momento, cuando me pregunten a qué me dedico, diré que «soy pulidora de diamantes». Hay entrenamientos que trabajan la fuerza, otros la resistencia, otros la memoria... El entrenamiento del que te voy a hablar es el que trabaja en sacar todo tu potencial a la luz, y el que considero más importante. Se llama entrenamiento invisible. Este modo de «entrenamiento» se realiza de manera pasiva, son las acciones, costumbres, elecciones que llevas a cabo desde que te levantas hasta que te acuestas y que repercuten directamente en la evolución de tu persona, son, en resumidas cuentas, tus hábitos de vida.

¿Cómo vas vestido? ¿Cómo es la calidad de tu sueño? ¿Con que frecuencia vas al baño? ¿Llevas una vida sexual activa? El entrenamiento invisible está presente en todas las áreas de tu vida, porque en realidad es tu vida. Ese es el motivo que lo hace tan especial y determinante a la hora de alejarte o acercarte a tus objetivos. Decisiones cotidianas que en el momento carecen de importancia suman o restan puntos que a la larga te repercutirán.

Te pongo un ejemplo, que creo que alguna vez todos hemos experimentado: lo que significa quedarse dormido en el sofá. Despiertas a media noche *espanzurrao* —a la posición que adoptamos no se la puede llamar de otra manera—. Lo primero que haces es mover el cuello de lado a lado comprobando que, a pesar de haber estado retorcido como un ocho, aún tu cabeza se une con el resto de tu cuerpo. ¿Qué hemos conseguido? Creo que lo sabes, nada bueno. Por un lado, hemos alterado el sueño, vamos a la cama ya desvelados y encima al día siguiente te levantarás malhumorado y con torticolis. Si en el momento de sentir sueño hubiésemos optado por irnos a la cama, nada de esto hubiera sucedido. El segundo en el que tomas la decisión, ese segundo se entrena. El primer día igual no te sale bien y quedas atrapado en el sofá, pero al día siguiente, y viendo las consecuencias, te irás a la cama al primer bostezo.

Levantarte y desayunar, dejar preparada la bolsa del *gym,* preocuparte por descongelar el pescado que tienes planificado para el día siguiente, ir andando al trabajo... son acciones que no piensas, las haces de manera automática porque has experimentado que desayunando bien te encuentras mejor que tomando solo un café; no contemplas no ir al *gym;* sabes que ya no comerás cualquier cosa precocinada y que caminar antes de meterte en la oficina te hace estar más lúcido.

Cuidar aspectos cotidianos de la vida contribuye de manera directa y positiva en tu bienestar físico y mental, en una mejor recuperación a los esfuerzos por la actividad... Tendrás unos hábitos de vida entrenados para estar en plena forma.

En cuanto a la actividad física, el entrenamiento invisible serán los días de descanso, la ropa que empleas, la comida previa que da a tu cuerpo energía para llevar a cabo tu rutina, o la comida posterior que repercutirá en tu recuperación. Todos estos detalles hacen que el rendimiento de tu entrenamiento sea efectivo; no solo cuenta el tiempo que dedicas a la actividad en sí.

Dentro del entrenamiento invisible hay diferentes áreas, la alimentación, la actividad que realizamos y el descanso. Aunque es cierto que sin estímulos no hay mejora, la clave está en asimilar correctamente los cambios y en ser realista con nuestras limitaciones para hacer tu reflejo cada día más motivante.

Cuida el entrenamiento invisible a diario y los cambios serás visibles.

Las claves de tu progreso frente al espejo se encuentran en tu vida diaria, no lo olvides. Solo tienes que seguir con los buenos hábitos y cuidar cada uno de estos aspectos:

— Escucha a tu cuerpo.
— Lleva una alimentación coherente a tu estilo de vida.
— Date días de descanso.
— Aprende a relajarte.
— Cuida las relaciones sociales y el entorno.
— Mejora la calidad del sueño.
— Aprende a hidratarte.
— Cuida la relación cuerpo-mente.

Un saludable y equilibrado entrenamiento invisible se hace visible durante 365 días al año; 12 meses; 52 semanas; 8760 horas; 525 600, y 31 536 000 mil segundos.

SEMANA 4.
100 % ENFORMA

Esto va cogiendo color; tenemos aún 7 días por delante para pulir algunos aspectos. Mi objetivo es mostrarte el camino para que por fin te pongas ENFORMA. Así que, vamos al lío, que casi lo tienes.

PLAN *FOOD*

LOS ABDOMINALES SE HACEN EN LA COCINA

Hay quien dice que no tenemos sueños baratos, pues hay uno que no cuesta dinero y que por mi experiencia sé que está en la mente de muchos y muchas: el vientre plano. Y es que la grasa tiene esa detestable manía de acumularse alrededor de la cintura, tapando la famosa tabletita. Esto se acentúa en mujeres después del parto —hago mención a ello porque sé que si es tu caso, probablemente te preocupa—.

La musculatura abdominal se puede recuperar, pero tengo que informarte de que no hay ningún ejercicio milagroso que repitiendo una y otra vez te haga cumplir el sueño de un abdominal tonificado. Para conseguirlo recurro a la que considero la fórmula del éxito: 80 % alimentación, 15 % entrenamiento y 5 % descanso. Te diría que el mejor entrenamiento diario es 5 series de comer saludable cada día.

Entrenamiento abdominal: cinco series de comer saludable.

La cintura es una zona conflictiva, así que la manera de conseguir afinarla y tener un *six pack* tonificado es eliminando el porcentaje de grasa corporal y ganando masa muscular. Un déficit calórico hace que el cuerpo tire de sus reservas de energía, es decir, de la grasa acumulada. No quiero afirmar con esto que dejes de comer y te mates a correr, evidentemente tienes que gastar más energía de la que ingieres, pero manteniendo el cuerpo nutrido para que no salten las alarmas. Ya he comentado que si el cuerpo detecta que hay escasez de nutrientes activará sus mecanismos para «retener» energía y es todo lo contrario a lo que estamos buscando. No tengas prisa, el cuerpo pierde grasa de manera homogénea, la constancia va a ser tu mejor aliado.

Para quitar el «flotador» hay que eliminar la grasa de la zona, gastando esa reserva de energía y también hay que evitar con una buena alimentación que el organismo acumule más grasa. Vamos a repasar algunos puntos que debes tener presente para conseguir marcar tu abdomen:

— Llevar una plan de alimentación bajo en grasas y evitar el consumo de grasas saturadas.
— Consumir hidratos de asimilación lenta ricos en fibra que aporten la energía que necesitas a lo largo del día.
— Los azúcares debes consumirlos en pequeñas cantidades, valorando la actividad que harás después de tomarlos. Recuerda que el exceso se convertirá en grasa.
— Equilibrar el consumo energético para que haya déficit. Hago hincapié en equilibrar porque el déficit no debe ser muy agudo.
— Combinar una alimentación saludable con ejercicio físico, tanto cardiovascular como de tonificación.
— Trabajo de tonificación abdominal descansando entre 24 y 48 horas para que la musculatura pueda oxigenarse y no «estresar» las fibras.
— Matener el cuerpo hidratado bebiendo agua e infusiones. Evita el consumo de bebidas alcohólicas y reduce a mínimos los refrescos con gas y elevados niveles de azúcares.

Tener un abdominal marcado es fruto de la constancia y mantener unos buenos hábitos de vida es el camino. Como ya he dicho, no es algo inmediato, aunque sí es cierto que si mantienes las recomendaciones que acabamos de ver, en muy poco tiempo obtendrás los primeros resultados.

EL DESAYUNO: LA RECARGA DE TU BATERÍA

«¡Ay! ¡Ay!». Esto es lo que dirías si te diese un tirón de orejas por verte llevar a la boca una taza llena de un ridículo caldo de cafeína. Levantarte de la cama y pretender poner a tu cuerpo a funcionar a pleno rendimiento con un mísero café es como querer arrancar un coche llenando su depósito con agua. Si a tu cuerpo no le suministras una cantidad mínima de energía para realizar sus funciones básicas, permíteme que te diga que no vas a poder ni rendir, ni tener un equilibrio saludable, y tu concentración y tu atención se verán mermadas.

El primer contacto que tendremos con el plato y que nos dará la energía suficiente para mantenernos en pie se llama «des-ayuno». Esta es la comida que nos sacará del periodo de ayuno en el que nos vemos sometidos durante la noche, y en el que estamos durante 7 u 8 horas sin llevar nutrientes al organismo. El desayuno debe aportar entre un 25 % y un 30 % del aporte calórico diario.

A quién no se le han pegado las sábanas en alguna ocasión, ha tenido que salir medio vestido de casa y corriendo al trabajo. En este momento, ni se te pasa por la cabeza pensar que tienes que desayunar, ni tan siquiera en mojarte los labios con ese ridículo café del que te hablaba. Estas cosas pasan, pero no debemos caer en la rutina de este mal hábito.

Desayunar correctamente debería ser una obligación.

Un correcto desayuno saludable debería incluir todos los macronutrientes —carbohidratos, proteínas y grasas buenas—, así como una buena dosis de vitaminas y minerales. Si al principio indicaba que se necesita energía para arrancar y mantenernos activos a lo largo del día, recurriremos como fuente energética a los carbohidratos. Los más recomendables serán los de asimilación lenta, que nos proveerán durante más tiempo de energía. Además, este tipo de carbohidratos son saciantes, lo que retrasará la aparición del apetito —la culpa la tiene la fibra—. Opta por cereales como la avena o la quinoa, panes integrales, etc., y evita los cereales de caja y bollería industrial, recuerda que estos están bajo llave.

No pueden faltar las proteínas; estas son la energía del cerebro y las «vitaminas» de los tejidos musculares, además también ayudarán a retrasar el apetito. Buenas fuentes de proteína con alto valor biológico son los huevos —duro, revuelto, tortilla, escalfado—, el pavo o el pollo, el atún al natural, etc. Para armar aún más este nutriente podemos recurrir a la proteína de origen vegetal, incluyendo en algún sándwich unas hojas de col rizada o un simple vaso de leche de almendras o avena.

Y para terminar de incluir los macronutrientes a esta comida no pueden faltar las grasas. Siempre serán buenas, son salud para nuestro corazón y esenciales para el correcto desarrollo del organismo. Podrán ser frutos secos como almendras y nueces, salmón ahumado rico en ácidos grasos omega3, aguacate, etc.

Para el aporte de vitaminas y minerales recurriremos a las frutas, siempre que sea posible las consumiremos enteras y con su piel, para aprovechar al máximo sus propiedades —más que si hiciésemos zumo, pues al entrar en contacto el oxígeno con este líquido se oxida—. Además, para obtener una buena proporción y no dejarte con el «jugo» en los labios, se necesitará más de una pieza de fruta, lo que aumentará el aporte de calorías.

La cantidad de macronutrientes quedaría repartida de esta manera para obtener un completo desayuno saludable:

— Entre un 50 y 60 % del aporte calórico vendrá de los carbohidratos. Recuerda que sean de asimilación lenta.
— Entre un 15 y 20 % de la energía será suministrada por las proteínas.
— Y el resto del porcentaje será lo que dedicaremos a las grasas buenas.

Te dejo tres ejemplos para que te hagas una idea de lo que sería realizar un desayuno saludable:

Opción A

Manzana; yogur con muesli —avena, pasas, nueces, plátano deshidratado— y una tortilla de pavo.

Opción B

Café con bebida de avena; sándwich con pan de avena, aceite, un par de láminas de tomate, jamón serrano y unos taquitos de aguacate.

Opción C

Zumo de naranja con hielo picado, tipo granizado; huevo a la plancha y rebanada de pan de centeno con requesón.

Un desayuno completo debe incluir todos los macronutrientes.

No debes olvidarte nunca del vaso de agua, porque la hidratación siempre debe ser una de nuestras prioridades diarias. También puedes optar por café, café con bebida de avena o recurrir a las infusiones de las que encontrarás multitud de sabores.

Ahora, solo queda que disfrutes de este momento y que lo conviertas en hábito. En un tiempo te darás cuenta de que es uno de los mejores placeres de la vida.

EXTRA DE VITAMINAS

Lo primero es aclarar que el zumo, el licuado o el batido no son sustitutivos de tomar fruta entera. En su preparación se desecha parte de la fruta, así que consecuentemente disminuirá el aporte de fibra. Además, el hecho de exprimir, licuar o batir aumenta la capacidad de oxidación, lo que repercute en una pérdida de vitaminas con respecto a la pieza de fruta, y hace que el índice glucémico aumente considerablemente. Aun así, es un excelente alimento nutritivo, refrescante y fácil de tomar. Una buena manera de iniciar a los más pequeños en este fantástico mundo de colores.

Podríamos decir que existen tantas combinaciones como se te ocurran. No solo se preparan con frutas, las verduras también se pueden tomar bebidas, y de la mezcla de ambas sale un refrigerio realmente sabroso, energético y nutritivo.

Existen algunas diferencias entre el zumo, el licuado y el batido. Los tres se toman bebidos, pero la forma de triturarlo cambia y con ello su textura.

Para el zumo utilizamos el exprimidor, con él sacamos el jugo a la fruta y descartamos la piel. Tiene una textura ligera y muy líquida, aunque el hecho de que no se haya pasado por ningún tamiz hace que pueda incluir parte de la pulpa. Este método lo solemos utilizar para cítricos.

En el licuado usamos la licuadora; este aparato admite triturar la pieza entera, así que en algunos casos se mantendrán la piel y la pulpa. Para que la mezcla no sea muy densa se tamiza, lo que hace que el resultado sea un líquido muy ligero y con todo el aporte nutritivo de la piel.

Para los batidos se usa la batidora. Tritura la pieza directamente, así que le podremos incorporar la piel, al no llevar ningún tamiz la mezcla a veces es muy densa. Siempre tienes la opción de pasarla por un colador para aligerarla. Otra opción es mezclar el batido con zumo o leche, y si buscas que sea muy refrescante incluye hielo picado.

Estas bebidas hipernutritivas se han puesto de moda por la llegada de los *smoothies,* que es otra manera de decir lo mismo, lo que pasa que en inglés suena más *cool.*

Exprime tu imaginación y crea tu propio jugo.

Puedes añadir miel, cereales o frutos secos y quedará una mezcla muy potente, nutritiva y también calórica. Así que un buen momento para consumirla sería por la mañana en días en los que tu actividad requiera de un aporte extra.

EL BOCADILLO SALUDABLE

¡¡La imaginación al poder!! En esta vida hay que ser creativos y una forma de expresión fantástica es la elaboración de tu bocadillo saludable. Sí, has leído bien, la palabra «bocadillo» puede estar unida a la palabra «saludable». En ocasiones se habla de este bocado como un alimento que engorda. Pero ¿cuál es el ingrediente imprescindible en un bocadillo? Los has adivinado, el pan, y ya hemos visto que el pan no tiene nada de malo, es más, es un alimento imprescindible dentro de una alimentación saludable. La otra condición que debe cumplir un bocadillo es el relleno y en este punto las opciones son infinitas.

Como en cualquier otro plato la elección de los ingredientes y de su elaboración definirá en gran medida la calidad de lo que finalmente nos llevemos a la boca. Vamos a comenzar con el ingrediente básico, el pan. La variedad que tenemos en el mercado es muy amplia. ¿Qué tipo de pan escoger? El pan integral o con cereales en todas sus versiones enriquecerá en sabor y aumentará el valor nutritivo, además ayudará a dosificar la energía que aporta. Ya sabes que la fibra que contiene reduce su índice glucémico. Siempre que puedas opta por pan de obrador; la mayoría, por no decir todos los panes comerciales, contienen conservantes, azúcares añadidos, estabilizantes...

Algunos productos etiquetados como integrales no lo son tanto, puesto que en su fabricación se han utilizado harinas refinadas y posteriormente se le han añadido trazas para dar ese falso toque integral. Además, el pan de obrador tiene ese punto crujiente del pan recién hecho y el olor que desprende bien lo merece. La cantidad de este producto rico en carbohidratos también es un punto que hay que tener en cuenta. En función de tu actividad física irá de los 60 a los 80 gramos, incluso hasta los 100 para personas con mucho desgaste. Tostar el pan le dará un toque increíble a tu bocadillo; ponle un poco de cariño a la preparación, eso marcará la diferencia.

Los bocadillos los hay para todos los gustos, pero para que sean saludables tienen que cumplir estas premisas:

Procesado de los ingredientes

Es preferible que los ingredientes sean frescos y si han sido cocinados que sea sin exceso de grasa. Por ejemplo, si vas a ponerle pollo, que sea a la plancha y no empanado.

Embutidos

En general evita los embutidos, los únicos que se podrían incluir sin problema son la pechuga de pavo, el jamón —quitando el excedente de grasa— y la caña de lomo.

Conservas

Si vas a utilizar productos en conserva, mejor al natural, y si contiene escabeche u otra salsa retírala; impregnar el pan puede parecer apetecible, pero no es todo lo saludable que estamos buscando.

Los aliños o aderezos

Si lo llenas de salsas, aparte de que matarás el sabor del resto de los ingredientes, estás sumando grasas y calorías. Fundir tu bocadillo con queso tampoco es un buen hábito, sabemos que son ricos en grasa. Si vas a incluir algo de este lácteo que sea bajo en grasa y en pequeña cantidad —aun estando etiquetado como *light* sigue aportando bastantes grasas—. Cuidar estos aspectos no quiere decir que tenga que estar seco o insípido, siempre hay opciones. Un chorrito de aceite de oliva o una cucharadita de salsa ligera de yogur o de salmorejo —ligero de pan, que para eso ya tenemos el bocadillo— son buenos ejemplos de ello.

Sé que voy contra todo un clásico, el bocadillo de tortilla de patata. Hemos dicho que el pan es rico en carbohidratos, al igual que la patata, así que si unimos estos dos alimentos vamos a excedernos en este macronutriente. No pretendo que renuncies a esos pequeños placeres de la vida, así que solo te diré que lo tomes esporádicamente, convertir este montadito en tu almuerzo diario no traerá nada bueno. Puedes utilizar tu momento *cheat meal* para disfrutar de este clásico español.

El interior de esas dos rebanadas ofrece tantas posibilidades que si me pongo a nombrarlas todas necesitaría una enciclopedia. Te diré que de la combinación de verduras —ya sean salteadas o en crudo, huevo, carne libre de grasas, pescados en conserva…— se pueden obtener apetitosos bocadillos. Prueba con diferentes opciones, descubre nuevas y nutritivas combinaciones que llevar contigo a cualquier sitio. Porque una de las ventajas que ofrece este montadito de pan es que es fácil de transportar y de comer. Te sacará de más de un apuro en momentos de locura en el trabajo sin apenas tiempo de cocinar, en un viaje, en una excursión...

Pero no lo utilices únicamente de salvavidas. Puedes incluirlo en tu planificación tanto en el desayuno como en el almuerzo o en la comida. Para tomarlo en la merienda habría que valorar la actividad que vas a realizar después, y en cuanto a la cena mejor evitarlo. Tiene un elevado aporte de carbohidratos teniendo en cuenta que no tardaremos en irnos a dormir.

Prueba nuevas combinaciones, sorpréndete a ti mismo y no dejes que el aburrimiento se apodere de todo el ingenio que cabe en el interior de estas dos rebanadas de pan.

Pre y posentrenamiento

Comer de manera correcta, saludable y planificada representa, en números, el 80 % de nuestros resultados. Por ello, es el pilar sobre el que tu estado físico se mantendrá en forma.

La comida previa a tu entrenamiento es la mecha donde se inicia tu rendimiento.

Cuando realizamos cualquier tipo de actividad buscamos rendir y que el tiempo empleado sea productivo, pero desde luego, si vas bajo de energía, poco o nada podrás producir. Si quieres rendir, aprovechar al máximo el tiempo y disfrutar del ejercicio, deberás tomar algo antes de la actividad.

Esta comida previa al ejercicio se la conoce como comida preentrenamiento. Deberá ser planificada en función del desgaste que vayas a tener durante el ejercicio y así obtener un mayor aguante, que te llevará a poder esforzarte más. Será una comida ligera, que realizarás sobre unos 60 minutos antes del inicio de la actividad, tiempo más que suficiente para hacer la digestión.

Para que mantengas la energía de manera prolongada y estable debes recurrir a los carbohidratos de asimilación lenta o de índice glucémico bajo, como pueden ser tortitas de arroz, un plátano verde, un yogur con muesli, avena, manzana, pera, etc. Otra fuente de energía son los frutos secos como nueces o almendras. Añadiremos una pequeña porción de proteína para que el tejido muscular tenga su alimento —las mejores opciones son pavo, atún o un simple huevo duro—. No hagas esta comida abundante y no incluyas grasas, ya que ambas cosas pueden hacer tu digestión pesada y provocar durante la actividad alguna alteración estomacal.

Comer después de un esfuerzo ayuda a recuperar tu cuerpo.

Ya he dicho que para rendir y esforzarnos al máximo durante la actividad es importante ir con energía. Pues bien, tan importante es la comida previa como la que sigue al ejercicio, la comida posentrenamiento.

Está claro que si durante el ejercicio te has esforzado lo suficiente estarás falto de energía, con debilidad y el estómago pidiéndote a gritos que le des de comer. Es un buen momento para dar a tu máquina el mejor combustible, obteniendo con ello una buena recuperación, además de dejarla preparada y reparada para la siguiente sesión. Con esta comida conseguirás reponer el glucógeno —energía del músculo— consumido y hacer que los tejidos musculares que han sido rotos durante el esfuerzo se vuelvan a tejer de manera fuerte y firme.

La comida posentrenamiento es un aspirador de nutrientes para tu recuperación.

El momento óptimo para realizar esta ingesta es nada más finalizar la actividad; nuestro organismo está más receptivo y, por tanto, actúa como un aspirador de nutrientes, de ahí que no comamos lo primero que tengamos a mano. Esta ingesta estará formada por carbohidratos de asimilación rápida o índice glucémico alto, por la sencilla razón de que la energía es distribuida de manera exprés a través de la sangre a las fibras contribuyendo a la reparación casi inmediata. Puedes optar por algo de fruta como plátano maduro, sandía o también una tortita de arroz con jalea real y requesón. Además, también vas a incluir proteínas que son los «ladrillos» que dan consistencia a las fibras musculares.

Te dejo dos ejemplos de combinaciones para realizar una comida posentrenamiento de calidad:

— Opción A: manzana, tortita de arroz con requesón y loncha de pavo.
— Opción B: plátano maduro, rebanada de pan de avena con atún natural y maíz.

La comida posntrenamiento no es un premio a tu entrenamiento, es el recuperador de tu esfuerzo. El objetivo no es premiarte por haber realizado ejercicio, sino recuperar tu cuerpo por el desgaste al que se ha visto sometido. Recuerda que todo suma. Cuántas veces he visto salir del gimnasio a gente que va directa al súper a comprarse un *croissant* de chocolate, mientras los ojos les hacen chiribitas y piensan que se lo han ganado. Pues te digo que este tipo de elección no favorecerá tu recuperación, únicamente sumará calorías vacías que echarán por tierra todo tu entrenamiento.

Recordarte que el agua siempre debe estar presente antes, durante y después del ejercicio.

PLAN *TRAINING*

LOADING... ENTRENAMIENTO AL 100 %

Estamos en la cuarta y última semana de nuestro plan; ya se puede decir que ¡por fin estás ENFORMA! Has comprendido que introducir poco a poco nuevas formas de trabajo, dando diversidad en el entrenamiento, se puede llegar a cumplir con una rutina diaria saludable.

Te has hecho con el gimnasio, conoces la máquinas, cómo funcionan, qué partes de tu musculatura trabajan, la intensidad que necesitas emplear... Ya sabes que para dar mayor efectividad es necesario manejar pesos libres, comenzando por introducir las mancuernas y pasando después a las barras y discos, donde se necesita de mayor conocimiento técnico, intensidad y esfuerzo en el ejercicio. Ahora solo debes unificar todo y ser constante con la actividad.

Emplearse a fondo con las máquinas o pesos libres siempre que se entrene marcará la diferencia, además de ser regular con el entrenamiento. Ambas opciones mejoran nuestras capacidades físicas, óseas, cardiovasculares y, evidentemente, musculares.

> ROMPE EL MITO
>
> No hay máquinas o pesos libres perfectos para desarrollar o dar tonicidad a la musculatura, lo que hay son entrenamientos completos, bien ejecutados y planificados.

Un entrenamiento seguro, fiable y, sobre todo, saludable es el que te hará estar ENFORMA para siempre y llegar a tus objetivos. El éxito de mis clientes es una planificación completa, donde no se descuide ninguna área ni modo de trabajo. Si quieres resultados no dejes nada al azar y llega a crear tu plan perfecto:

— Calentamiento: máquina cardiovascular durante 10 minutos.
— Entrenamiento muscular: combina máquinas, mancuernas, disco y barras en diferente ejercicios durante 45 minutos.
— Entrenamiento cardiovascular: súbete a una máquina aeróbica, sal a correr al parque, coge la bici y trabaja en tus rangos de frecuencias durante 40 minutos.

— Vuelta a la calma: recupera el aliento, tu frecuencia de reposo, relaja tu cuerpo y tus fibras durante 10 minutos y ve a la ducha.

Repito una vez más que la fórmula para estar en forma es 80 % alimentación + 15 % entrenamiento + 5 % descanso. Si hablamos solamente de entrenamiento, hacerlo un día a la semana está bien, al menos te mueves algo, pero no es suficiente. No esperes que sin la constancia y la regularidad obtengas grandes resultados. El pilar donde te construyes es una correcta alimentación, así que tampoco servirá entrenar todos los días del mes y llevar una alimentación desordenada y nada saludable.

EN BUSCA DEL *SIX PACK* PERFECTO

Es en esta cuarta semana cuando decido adentrarme en el maravilloso mundo de los abdominales, el que tanto obsesiona y al que tanto mito rodea. Quizá sea por eso que se suelen cometer tantos errores a la hora de entrenar o, mejor dicho, sobreentrenar esta zona. Pero mantengamos la calma, que para eso estoy yo, para ayudarte a despejar dudas y mostrarte la realidad. Antes te confirmo que si llevas una vida ordenada con una correcta alimentación y estas pautas de entrenamientos, podrás tener un *six pack* ENFORMA y mantenerlo en el tiempo.

Muchas personas dentro y fuera del gimnasio me han preguntado qué ejercicios son los mejores para poder tener abdominales. Y yo siempre digo que ninguno, solo hay que hacer 5 series de comer saludable cada día. Como te he dicho, no hay ejercicios milagrosos, y tampoco los hay mejores ni peores. Tú tienes abdominales, todos tenemos abdominales, la única diferencia que nos separa de poder verlos es una capa de grasa. Así, cómo sea el grosor de esta capa de grasa se podrán ver como inmensas dunas del desierto, se podrán percibir como quien otea el horizonte o simplemente no ver nada. Si quieres eliminar esa grasa que te separa de ver tu *six pack,* te lo vuelvo a repetir:

El mejor ejercicio abdominal son 5 series de comer saludable a diario.

Si eres de los que realiza todos los días incansables series de abdominales, que sepas que esto no te ayudará a sacarles «más a la luz», pero te doy una buena noticia: te servirá para fortalecer todo el core, zona baja de la espalda —lumbares—, parte alta de glúteos y la faja del recto abdominal, que te ayudará a la hora de realizar los movimientos cotidianos del día a día.

Y ahora tu pregunta sería ¿con qué frecuencia tendrías que entrenar el abdomen? Con 2 o 3 días a la semana será suficiente si haces un entrenamiento donde des mayor intensidad a una zona del recto abdominal —superior, inferior y lateral— o simplemente te bastará con un día si dedicas una sesión intensa a entrenar el recto abdominal al completo. El abdomen es un músculo, por lo que su recuperación debe tenerse en cuenta como otro músculo más, donde se permita tener suficiente tiempo de regeneración y adaptación, evitando estresar las fibras y arrastrar con ello un posible sobreentrenamiento.

Llegarás a tener una zona abdominal bien marcada y tonificada si llevas las pautas de alimentación correcta que te he ido comentando a lo largo del libro de manera constante, a la vez que llevas una rutina regular y planificada de actividad. En el momento en el que lo consigas llega el verdadero trabajo: el mantenimiento. Muchas son las personas cuyo único objetivo es llegar a marcar el *six pack;* lo disfrutan y lo muestran durante el verano y luego se dejan. Pero tú no serás de ellos, porque al crear un estilo de vida saludable este perdurará y, por tanto, el mantenimiento será «pan comido».

ROMPE EL MITO

El abdomen es una zona muscular que necesita descanso de 24 o 48 horas para que las fibras entrenadas se regeneren.
No obstante, si quieres lucir un buen abdomen, recuerda que el lugar donde se crea es en la cocina.
En el gimnasio se pule y se da forma.
No te mates a diario a hacer series interminables.

MÉTODOS DE ENTRENAMIENTO ABDOMINAL

Te muestro dos maneras de trabajar el recto abdominal para que puedas dar variedad a tus entrenamientos. Los ejercicios dinámicos son la forma tradicional de entrenamiento. Estos precisan de movimiento de contracción y extensión de las fibras abdominales. El más típico es el encogimiento o *crunch,* no falta en ninguna rutina, sobre todo para principiantes. Para realizar este ejercicio tienes que estar tumbado boca arriba, manos entrelazadas detrás de la cabeza y pies apoyados en el suelo. Se precisa únicamente de un movimiento de contracción, que se inicia separando las escápulas del suelo y dirigiendo la cabeza hacia las rodillas pero sin curvar el cuello. Este es el ejercicio más sencillo que puedes realizar.

Para entrenar el abdomen también hay que cuidar la técnica, los resultados no llegan por la cantidad, sino por la calidad, y para poder ir incluyendo ejercicios dinámicos de mayor intensidad debes tener pulida la técnica básica.

Los resultados no llegan por la cantidad, sino por la calidad.

Una vez tengas fuerza en el abdomen, puedes pasar a ejercicios de mayor nivel optando por incluir aquellos en los que se soliciten las 4 extremidades para realizar un doble movimiento, por ejemplo, incluyendo el ejercicio denominado «la tijera», donde las manos y pies van a tocarse en un movimiento simultáneo.

Como cualquier otro músculo, el abdomen también se puede trabajar con pesas o máquinas de fortalecimiento abdominal. Recuerda que hay que darle estímulos para que esas fibras se rompan, se regeneren y pueda crearse un abdomen más tonificado. Mi consejo, si incluyes pesos, es que las series sean de menos repeticiones y un mayor descanso.

El segundo método de entrenamiento abdominal es el que se trabaja con ejercicios isométricos. Este no precisa de ningún tipo de movimiento, solo de una tensión constante de tus fibras abdominales durante unos segundos. Requieren de mayor intensidad que los tradicionales, son más efectivos y se obtiene mucha firmeza y fuerza, pues durante el ejercicio el abdomen trabaja todo el tiempo.

El ejercicio isométrico más conocido es la «tabla» o plancha. Para ejecutarlo solo tienes que ponerte boca abajo en el suelo, apoyar los antebrazos de ambos brazos, quedando estos paralelos y formando un ángulo recto con el codo. Los pies los apoyarás en las puntas y elevarás el tronco. Desde los pies hasta la cabeza debe quedar una línea recta o «tabla». Ahora, solo tienes que poner tensión en el abdomen de manera que no bajes la cadera ni eleves los glúteos. Recuerda siempre cómo es una tabla, con el fin de concentrar la tensión en el abdomen. Comienza manteniendo esta posición durante unos 10 segundos y poco a poco vete aumentando el tiempo.

Es muy importante que cuando un entrenador te ponga una rutina sepas qué grupo muscular estás trabajando, si no será complicado que impliques al completo la musculatura y, más raro, que lo hagas bien. La implicación también viene por tu parte, no vale con tener fe en la rutina ni en el entrenador.

HIIT, ENTRENAMIENTO QUEMAGRASA EXPRÉS

En este tiempo que llevas entrenando has mejorado tanto tu capacidad aeróbica como anaeróbica. Aguantas más tiempo en la cinta, en la elíptica o haciendo cualquier máquina de ejercicio cardiovascular, tienes más fuerza y en esta cuarta semana los cambios físicos son evidentes. Como sé que puedes dar aún más de ti —y estás ya ENFORMA—, vas a comenzar a realizar un entrenamiento cardiovascular más intenso —al que se conoce como HIIT—, con el que mejorarás la resistencia y quemarás grasa de manera efectiva, además de conservar la tonicidad muscular evitando el catabolismo o pérdida de masa muscular.

En mi labor como entrenadora personal intento transmitir a todos mis clientes que «el tiempo si se quiere, se crea». El día tiene 1440 minutos, y qué menos que dedicar 20 de ellos a cuidar la salud de la «patata», a sudar, a gastar calorías y a quemar grasa de manera saludable. Por necesitar tan poco tiempo para llevarlo a cabo yo también llamo a esta clase de entrenamiento «*training* ahorro». Este tipo de recurso en el entrenamiento, además, «vendrá de perlas» a aquellos que tienen poco tiempo o que les cuesta ponerse a hacer el entrenamiento cardiovascular por pereza.

«No tengo tiempo», ya no es una excusa.

La palabra HIIT viene del inglés *High Intensity Interval Training,* para que nos entendamos, entrenamiento interválico de alta intensidad. Es uno de los recursos más efectivos para quemar grasa, debido a que se mejora la capacidad del cuerpo para promover la oxidación, tanto de la glucosa como de los propios depósitos de grasa, consiguiendo activar el metabolismo para llegar a degradar entre 8 y 9 veces más calorías que haciendo ejercicio cardiovascular durante más tiempo.

¿Por qué es tan efectivo este tipo de entrenamiento? El quid está en el efecto térmico residual que se genera en el organismo posterior al entrenamiento. Siendo más clara y explicado con un ejemplo, el cuerpo es como una chimenea a la que se prende leña y se va alimentando poco a poco con pequeños troncos. Para que no pierda la llama y se mantenga la combustión, se aviva y se deja hasta que la leña deja de producir llama. En ese momento, y aunque no nos percatemos, la leña ya convertida en brasas sigue activa durante unas cuantas horas. Lo mismo sucede en el interior de nuestro cuerpo, los cambios de ritmo activan el metabolismo de manera que este puede seguir quemando calorías, aun estando en reposo durante las 48 horas posteriores al entrenamiento. Por tanto, la base de los HIIT es simple:

— Duración total: 20 minutos.
— Alternancia de frecuencias de intenso a moderado-bajo.
— Frecuencia cardíaca intensa: del 80 al 90 % de la frecuencia máxima.
— Frecuencia cardíaca medio-baja: del 50 al 70 % de la frecuencia máxima.
— Intervalo de tiempo de trabajo intenso: de 20 a 30 segundos.
— Intervalo de tiempo de trabajo medio-bajo: de 60 a 90 segundos.
— 3 sesiones no consecutivas a la semana, como máximo. Objetivo: dejar que el efecto térmico residual se pierda.

Ya te he dicho que tu cuerpo es como una chimenea, por tanto, para que esta vuelva a tener una buena combustión y una llama brillante hay que limpiarla bien por dentro. Y esto, trasladado a nuestro organismo, equivale a dejar que el efecto térmico residual desaparezca y podamos volver a realizar un correcto entrenamiento HIIT efectivo, así que la frecuencia con la que debes incluir a la semana este tipo de entrenamiento será de 3 días como máximo, en días no consecutivos.

Te muestro un ejemplo de lo que sería un HIIT básico y sin excesivas complicaciones sobre cinta o tapiz para que puedas iniciarte en este tipo de entrenamiento:

— Calentar caminando ligero durante 4 minutos, con una pendiente del 0 %, a una velocidad de 6 km/h.
— HIIT, repetir sin descanso diez veces seguidas esta estructura:
  1. Correr sobre el tapiz… durante 90 segundos; pendiente: 0 %; velocidad: 6 km/h.
  2. *Sprint* sobre el tapiz… durante 30 segundos; pendiente: 0 %; velocidad: 15 km/h.
— Recuperación caminando suave durante 2 minutos, con una pendiente del 0 %, a una velocidad de 5 km/h.

Si llevas un tiempo introducido en tu rutina HIIT, te muestro una versión sobre cinta donde hay mayor intensidad de trabajo y diversidad en la manera de emplear las variantes del equipo; jugaremos, además, con la pendiente del tapiz:

— Calentar caminando ligero durante 5 minutos, con una pendiente del 1 %, a una velocidad de 6 km/h.
— HIIT, repetir sin descanso 6 veces seguidas esta estructura:

1. Correr sobre el tapiz... durante 90 segundos; pendiente: 2 %; velocidad: 5 km/h.
2. *Sprint* sobre el tapiz... durante 30 segundos; pendiente: 1 %; velocidad: 14 km/h.
3. Correr sobre el tapiz... durante 60 segundos; pendiente: 3 %; velocidad: 6 km/h.
4. *Sprint* sobre el tapiz... durante 20 segundos; pendiente: 1 %; velocidad 16 km/h.

— Recuperación caminando suave durante 3 minutos, con una pendiente del 0 %, a una velocidad de 5 km/h.

Te animo a que te exijas cada día más y aproveches tu estado de forma para variar las rutinas. Salir de tu zona de confort te ayudará a progresar y a crear siempre una mejor versión de ti. Recuerda que estamos hechos para el movimiento.

KEEP CALM &...

NO ES PECAR, ES VIVIR

Empezamos diciendo que no era una dieta con fecha de caducidad, sino un estilo de vida, y como tal se tiene que adaptar a los imprevistos que surgen en la vida. Hay que ser realista, pretender llevar una alimentación sin excesos y un rígido plan de entrenamiento 24 horas al día, los 365 días del año es, además de inviable, insano. Vivir de espaldas a estos imprevistos, sin tener en cuenta que son una realidad, provoca frustración, puesto que la persona se carga de culpa por no haber sido capaz de llevar la dieta a rajatabla. La flexibilidad es un principio básico que hace que la vida sea divertida y te permite disfrutar de las sorpresas. El cuerpo y sobre todo la mente necesita desconectar, someterse a un plan muy estricto genera estrés y ansiedad y, en consecuencia, un efecto rebote. En estas semanas he querido mostrarte los principios básicos para mantener una vida equilibrada.

No es pecar, es vivir.

No te castigues si un día la tentación ejerce una fuerza sobrenatural y hace que te comas un helado, o si una tarde a la salida del curro los amigos te secuestran y dejas de ir al *gym*. Pero sí tienes que ser consciente de lo que esos..., vamos a llamarlos «imprevistos», suponen, y lo que puede suceder si se te van de las manos habitualmente. El único problema surge cuando los imprevistos se apoderan de tu vida y se utilizan de excusa para llevar unos hábitos poco saludables.

El error está en convertir la excepción en la regla.

Los excesos en una comida se solucionan compensándolos con ejercicio físico y ajustando las siguientes ingestas. Esto no es sinónimo de saltarse la siguiente comida o estar el día siguiente a base de fruta, sin comer o haciendo cualquier otra barbaridad. Te voy a poner un ejemplo: sábado por la mañana, quedas con tus amigos para tomar un vino antes de comer, lo que se convierte finalmente en comer de tapas con un postre algo goloso. Para quemar el exceso de la mañana bastará con sacar 45 minutillos por la tarde para subirte en la bici y hacer una sesión de cardio. Insisto: la excepción no se puede convertir en la regla.

Tu objetivo es estar en forma, y el mío hacerte ver que en el medio está la virtud. Si has entendido esto, me puedo sentir satisfecha, es el mejor hábito que puedo transmitirte y el que hará que las decisiones que tomes en cuanto a tu alimentación y tu actividad sean las correctas. Disfruta de tu día a día y, sobre todo, disfruta de los «imprevistos» que la vida te ofrece.

AVANZA SIN OBSESIÓN

Te encuentras en un momento de tu vida donde estás pletórico, las buenas energías fluyen y la salud corre por tus venas. En tu mente, no cabe la idea de parar ni un segundo. En lo único que piensas es en seguir avanzando y construyendo un estilo de vida saludable que continúe aportando bienestar.

Poco a poco todo llega. Ir cumpliendo esas pequeñas metas diarias que te propusiste al inicio es tu recompensa, pero disfrutar del camino es lo que realmente te quedará una vez conquistes tu objetivo. Es importante que sigas como hasta ahora, dándote tiempo a ti mismo y valorando lo que este cambio te está aportando.

En esta cuarta semana, puede que tus progresos no vayan con la rapidez con que lo hicieron en la primera, momento en el que se produjo el mayor choque y la respuesta de tu cuerpo a los cambios se tradujo en una transformación más evidente. Ahora mismo tu progresión incluirá picos de subida y de mantenimiento, es lo normal. Pero sonríe, esto es positivo.

Un avance, aunque pequeño, es avance.

Avanzar, a pesar de que lo hagas empleando más tiempo es acercarse a tu objetivo. Sigue trabajando por tus ilusiones con la misma motivación con la que comenzaste y verás cómo estos esfuerzos continuados se convierten en grandes resultados. No dejes que te asalte la obsesión por conseguir resultados rápidos.

Querer estar día a día en mejor estado de forma no es sinónimo de ser perfeccionista, sino de tener una voluntad saludable y obtener con ello la satisfacción personal. Hasta aquí todo es muy positivo para tu desarrollo personal, el error está cuando perdemos el control por querer seguir avanzando y llevando al límite los esfuerzos, lo que inevitablemente te envuelve en un bucle obsesivo. En este momento pierdes la capacidad de decidir de manera saludable y pones en peligro los avances obtenidos.

De nuevo puedo confirmar que somos inconformistas por naturaleza, pero algo que debe quedarte claro es que la perfección no existe, así que no trates de obsesionarte con ella porque nunca la alcanzarás. Mi mejor y más sano consejo: ¡avanza sin obsesión!

MENS SANA, CUERPO ENFORMA

Al iniciar el *planning* de estas cuatro semanas te habías planteado una meta: estar ENFORMA. Dependiendo de tu punto de partida, tu estado físico actual podrá ajustarse más o menos a tu objetivo final, pero lo que es seguro es que tus hábitos de vida, tu mente y tu actitud están en plena forma.

Esa insana costumbre de pensar siempre mal, roba energía. Mantén siempre en *on* tus pensamientos positivos, una actitud abierta al cambio, al aprendizaje, es la única manera de crecer. Leer, viajar, aprender otros idiomas, relacionarte con gente nueva son actividades que te mantendrán activo social y mentalmente y ayudarán también a fortalecer esa actitud de la que te hablaba.

Oxigenar la mente es un buen hábito que no vamos a dejar de lado, pues es uno de los factores que suman para estar ENFORMA. Liberarte de prejuicios, de ataduras... Hacer las cosas que te apetecen y te hacen sentirte bien debe ser una prioridad.

Lo hemos tocado de refilón, pero las relaciones son un plus. Nuevos entornos favorecen que salgan a la luz tus habilidades sociales. No todo el mundo tiene la misma facilidad para relacionarse, pero eso no es motivo para no intentarlo. Las tecnologías han acercado a golpe de clic a muchas de las personas que están lejos y han potenciado amistades, facilitando la relación que antes no se hubiera visto nunca. Para muestra un botón, yo misma —a través de mis redes sociales— he tenido la oportunidad de acercarme a muchos de vosotros. Pero a las tecnologías también hay que achacarles que te alejan del mundo real, del de carne y hueso. Hay emociones que un emoticono no expresa, una mirada, un gesto o un abrazo transmite mucho más. No es cuestión de elegir, simplemente de tener presente que, además de lo digital, no puede faltar el mundo de «la piel».

Lo que no se estimula se acaba atrofiando, así que teniendo esto como base te digo que la mente hay que mantenerla activa. Es la chispa para que el resto funcione. Tener inquietudes te impulsará a crecer y a mantener esa chispa de la que te hablo. Un cuerpo ENFORMA no es más que el reflejo de que todas las áreas de la vida están en equilibrio.

FRENTE AL ESPEJO

TU SONRISA, EL ESPEJO DE TU ALMA

Te miras al espejo y sonríes, parece que tienes dos chinchetas clavadas en la comisura de tus labios. Estás por el buen camino, te ves bien, te sientes bien, la gente te lo nota, tienes unos buenos hábitos, ordenados y sanos, y tu vida ha tomado el rumbo de la positividad, estás 100 % ENFORMA. Esta maravillosa herramienta con poderes sobrenaturales muestra tu alegría y satisfacción. Ahora nada te puede quitar esta bonita sonrisa.

Solemos dar más valor a lo que no tenemos que a lo que realmente poseemos y nos hace inigualables. Tu sonrisa igual que tú sois únicos. Sonreír ayuda a nuestras emociones a estar ENFORMA y a reconquistarnos a nosotros mismos y a todas las personas que forman parte de nuestra vida.

Crea el hábito de sonreír
y regala a todo el mundo una sonrisa.

¿Sabes una cosa? La sonrisa se contagia. Si sonríes, tu entorno también lo hace. Los beneficios que a ti te provoca se repartirán y todos saldréis ganando. Cuanto más grande y frecuente sea tu sonrisa, mayor provecho y cambios positivos notarás en tu vida.

Habrá días que te levantes apático y no tengas ganas de sonreír, pero no desaproveches la oportunidad. Plántate frente al espejo, sonríe y mira tu reflejo, solo te ha bastado un segundo para llenarte de energía y saber que tu actitud puede cambiar a mejor con este simple gesto.

No busques un motivo que te saque una sonrisa.
El simple hecho de vivir ya la merece.

La sonrisa —un gesto simple y gratuito—, proporciona muchos beneficios:

— Te ayuda a llevar mejor el día.
— Contribuye a relajarte; tu cuerpo genera endorfinas, la hormona de la felicidad.
— Tienes más energía.
— Estás más receptivo a propuestas.
— Tienes una actitud positiva.
— Sacas el lado bueno a todo lo que te ocurre.
— Creas un buen ambiente en tu entorno.

Al iniciar el libro te dije que adquirir unos buenos hábitos te llevaba al equilibrio y a estar ENFORMA y es ahora cuando tu sonrisa me lo confirma. Ese bonito gesto en tu rostro irradia seguridad, confianza y mucho optimismo. Muestran tu cambio y tus ganas de continuar.

Un cambio interior y exterior que se manifiesta en muchas de las decisiones y actuaciones de tu día. Entras en la oficina con un «¡Buenos días, chicos!» acompañado de una sonrisa; esos detalles son los que llegan a tus compañeros, amigos, familia… incluso al panadero. Y es que tu reflejo no solo lo percibes tú cuando te «plantas» frente al espejo, también se hace evidente para todos los que te rodean.

En una ocasión, un cliente me comentaba cómo su hijo de cinco años, testigo de la evolución de su padre, le decía:

—Papá, qué fuerte estás. Yo de mayor quiero tener esos músculos.

La admiración que veía en los ojos de su hijo le dio más motivación y ganas para continuar con su nuevo estilo de vida. La herencia genética influye, pero, como ya dije en su momento, no define. Qué mejor herencia puedes dejar a tus hijos que unos hábitos saludables. Si fumas una cajetilla diaria y le dices a tu hijo que no fume, ¿qué crédito pueden tener tus palabras? Te lo digo yo, ninguno. La excusa de que eso son cosas de mayores de poco le valdrá, que verá normal conductas nada saludables como fumar, beber alcohol, encargar una *pizza* para cenar o pasarse la vida tirado en el sofá. Tú serás su ejemplo para lo bueno y para lo malo.

En ocasiones recibes visitas, quieres ser buen anfitrión y que tu invitado se sienta como en casa. Podríamos incluir situaciones como la que te acabo de plantear como un «imprevisto» de los que te hablaba líneas atrás.

Pero, cuidado, porque si la visita no se limita a una comida estará alterando completamente tu rutina. Claro está que no vas a obligar a tu invitado a comer lo mismo que tú, pero tampoco tienes que comer tú lo que come él. Mantener tu alimentación y tu actividad le puede servir a él como ejemplo. Quizá no ha tenido la suerte de rodearse de personas con buenos hábitos de vida, y comprobar de primera mano los beneficios de una dieta sana acompañada de actividad. Puedes ser tú quien le abra los ojos y le haga cambiar el chip hacia una vida más saludable.

Muchos son los clientes que me llegan a través de otros. Compañeros de trabajo que, además de notar un evidente cambio físico, se han percatado de la vitalidad que desprendes. Hasta rindes más en tus obligaciones. Amigas que ven los avances de otras y deciden seguir el mismo camino. Parejas que después de ver cómo su compañero está cambiando deciden dar ellos también el paso hacia una vida más activa —yo creo que piensan: «A ver si se va a poner tan buenorro que me va a dejar». Es broma, pero lo que sí es cierto que la energía se transmite—.

Todo el mundo se quiere ver y sentir bien, pero hay quien no encuentra la motivación o simplemente no conoce la forma para llevar a cabo esa transformación. En ocasiones el estímulo que te haga iniciar el cambio viene desde fuera y un ejemplo cercano puede ser justo lo que necesitas. Ser ejemplo para otros es la recompensa que te vas a encontrar por el camino. Es muy gratificante ver cómo tu fuerza, constancia, vitalidad y alegría se transmiten a tu entorno. Sentir que con tu cambio puedes ayudar a las personas que quieres es toda una satisfacción.

¡Por fin vas a ponerte en forma! Yo lo sé y tú lo sabes, porque todo comenzó cuando abriste la primera página de este libro.

No es un punto final, sino un punto y aparte que tú continuarás con una alimentación correcta, una actividad física regular, un tiempo de dedicación para ti, tu descanso y tus relaciones sociales.

Solo me queda recordarte que tengas siempre presente la fórmula de mi éxito ENFORMA:

80 % alimentación

+

15 % entrenamiento

+

5 % descanso

100 % tú de manera saludable.